ÉTUDE EXPÉRIMENTALE

SUR

L'ENTRÉE DE L'AIR DANS LES VEINES

ET

LES GAZ INTRA-VASCULAIRES

PAR

Louis COUTY,

Docteur en médecine,
Aide-major stagiaire au Val-de-Grâce.

Avec trois planches de tracés en lithographie

PARIS

GEORGES MASSON ÉDITEUR

Libraire de l'Académie de Médecine

PLACE DE L'ÉCOLE-DE-MÉDECINE

1875

ÉTUDE EXPÉRIMENTALE

SUR

L'ENTRÉE DE L'AIR DANS LES VEINES

ET

LES GAZ INTRA-VASCULAIRES

PAR

Louis COUTY,

Docteur en médecine,
Aide-major stagiaire au Val-de-Grâce.

PARIS

GEORGES MASSON ÉDITEUR

Libraire de l'Académie de Médecine

PLACE DE L'ÉCOLE-DE-MÉDECINE

—

1875

A M. LE PROFESSEUR VULPIAN

CHER MAITRE,

Vos précieux encouragements et votre bienveillante direction m'ont seuls permis de mener à bien ce premier travail ; je vous l'offre comme un faible témoignage de ma profonde reconnaissance et de mon respectueux attachement.

ÉTUDE

SUR L'ENTRÉE DE L'AIR

DANS LES VEINES

ET LES GAZ INTRA-VASCULAIRES

> Oportet absque prejudicio ad opus venire, non eo animo ut ea videas quæ classicus auctor descripsit, sed quæ natura fecit.
>
> HALLER.

Peu de sujets de pathologie expérimentale ont été l'objet d'un plus grand nombre de recherches que celui dont nous allons nous occuper.

Avant l'école anatomo-physiologique, Brunner, Camerarius, Morgagni, Boerhaave et une foule d'autres avaient injecté, sur des animaux, de l'air dans les veines, et avaient cherché à expliquer les accidents observés.

Dans ce siècle, Bichat, Nysten, Magendie, Legallois, Bérard, Poiseuille, Bouley, Amussat, M. Bouillaud, M. Vulpian, pour ne citer que les auteurs les plus considérables, ont fait sur ce sujet des travaux importants ou indiqué des faits intéressants.

Et cependant si on parcourt aujourd'hui les traités classiques que trouve-t-on : certains auteurs admettent avec Longet la théorie cardiaque mécanique, l'arrêt du cœur par distension ; certains autres, avec MM. Muron et Laborde, pensent encore à la théorie cérébrale de Bichat ; plusieurs MM. Follin et Duplay, M. Verneuil, se rallient à la théorie cardiaque chimique de M. Oré ; un plus grand nombre admettent, avec M. Vulpian, M. Cl. Bernard, M. Milne Edwards, M. Béclard, la théorie de l'obstruction pulmonaire ; beaucoup enfin, surtout dans les travaux de concours, comme M. Nicaise et M. Jullien, se contentent d'énumérer ces théories si diverses.

Et non seulement l'explication des accidents dus à l'entrée de l'air reste très-discutée ; mais ces accidents sont étudiés pêle-mêle, sans ordre ni succession constante ; nous avons vainement cherché, dans ces nombreux travaux, une symptômatologie claire et précise.

Nous sommes donc excusable, vu l'état de la question, de reprendre un sujet déjà si fréquemment étudié, et si classique en apparence. On nous permettra aussi d'exposer des faits souvent très-différents de ceux indiqués, nous ne disons pas constatés, par des hommes tels que Bichat, Magendie, Amussat etc.

Nous nous sommes servi, ce qui n'avait jamais été fait pour cet ordre d'accidents, des instruments enregistreurs, ce moyen d'investigation si parfait ; nous avons ouvert la poitrine avant d'injecter l'air, et non après la mort presque complète, comme d'autres expérimentateurs ; nous avons examiné directement l'état des contractions cardiaques, et non pas déduit l'état du cœur de l'état du pouls ; et nous devons nos résultats a ces procédés d'examen plus parfaits.

Mais l'emploi de ces moyens d'investigation nous aurait été impossible sans l'assistance dévouée de M. Carville et de M. Bochefontaine, directeur et préparateur du laboratoire de pathologie expérimentale, que nous ne saurions trop remercier ioi de toute leur bienveillance. M. Carville a bien voulu prendre lui-même nos premiers tracés sphygmographiques; et M. Bochefontaine a mis constamment à notre disposition sa grande habileté dans les travaux physiologiques.

Nous devons aussi exprimer tous nos remerciements à notre dernier maître dans les hôpitaux, M. Hayem, à M. Brown-Sequard; et à MM. Paulet et Villemin, professeurs du Val-de-Grâce, pour les bons conseils qu'ils nous ont donnés, et la sympathie qu'ils veulént bien nous témoigner.

DIVISION.

Cette étude sur l'entrée de l'air dans les veines et les gaz intra-vasculaires est divisée en trois parties:

1° *Analyse et discussion des travaux antérieurs*.

2° *Symptomatologie*; revue de tous les accidents possibles apès l'entrée de l'air.

3° *Déductions théoriques et thérapeutiques*.

Dans la première partie, nous avons suivi, non pas l'ordre chronologique, mais l'ordre physiologique; et, réunissant dans un même chapitre tous les travaux qui ont successivement soutenu ou admis la même théorie, nous avons pu joindre à cette analyse une discussion synthétique: nous avons pu aussi mieux faire ressortir ce qu'il y a de spécial ou d'accessoire dans chacune de nombreuses explications proposées.

Nous avons cherché, dans la deuxième partie, à montrer qu'il y a entre tous les troubles observés un ordre, une succession constante et nécessaire: plaçant à côté les uns des autres les trente-neuf expériences faites par nous dans le laboratoire de pathologie expérimentale, des observations empruntées aux travaux anciens, et les faits chirurgicaux observés sur l'homme; nous avons cherché à faire entrer tous les faits d'entrée de l'air dans quatre séries, nous ne dirons pas quatre classes, symptomatologiques.

Enfin, après avoir montré, à la troisième partie, qué les accidents généraux de l'entrée de l'air ne lui sont pas spéciaux ; nous insistons longuement sur l'existence constante et le mécanisme du trouble circulatoire primitif ; puis nous montrons, à propos de cette question si peu connue des gaz libres intra-vasculaires, la différence d'action des gaz veineux et artériels : enfin nous espérons être arrivé à déduire des donnés théoriques et expérimentales une thérapeutique précise, facile, et surtout utile.

On remarquera que noûs avons passé trop rapidement peut-être sur certains points accessoires : c'est ainsi que le cri initial, les troubles oculaires sont à peine étudiés : c'est ainsi que nous indiquons simplement cette question si intéressante du mode de disparition des gaz : au contraire, nous nous sommes appesanti sur les faits principaux, insistant sur la constance d'un trouble primitif unique, et sur la marche toujours identique des accidents consécutifs. Nous avons voulu montrer que l'entrée de l'air, trouble physiologique complexe en apparence, peut être ramenée à une série de phénomènes simples, ayant entre eux des rapports de causalité rigoureusement déterminés.

PREMIÈRE PARTIE

Analyse et discussion des travaux antérieurs.

Les auteurs qui se sont occupés avant nous de l'entrée de l'air ont cherché la cause des accidents observés dans le cerveau, ou dans le cœur, ou dans le poumon ; soit trois classes de travaux à analyser.

1° *Théorie cérébrale.*

L'air ayant pénétré dans le système veineux *passe dans le cerveau, et les fonctions de cet organe sont seules directement troublées :* l'air agit seulement sur l'élément nerveux cérébral et c'est la mort du cerveau qui produit l'arrêt des autres fonctions, cardiaque et respiratoire.

Cette théorie n'est pas nouvelle, Morgagni rapporte plusieurs cas, discutables comme nous le verrons, de développement spontané de gaz intra-vasculaires, et il ajoute (1) : « La mort, dans quelques cas ou les cavités droites étaient distendues par l'air, a sa cause dans l'interruption des fonctions du cœur ; mais, dans certains autres, c'est surtout au cerveau que j'ai trouvé de l'air , et j'attribue l'apoplexie et la mort à l'interruption du mouvement du sang causé par les bulles d'air qui assiégent les plus petites artères, les distendent et compriment l'origine des nerfs. »

(1) Morgagni. Rech. sur le siège et les causes des mal. Trad. de Désormeaux t. I, p. 331.

Morgagni admet donc deux ordres de faits, les uns où les gaz, l'air s'accumulent dans le cœur, les autres où il agit sur le cerveau.

Portal en 1771 soutiendra aussi la théorie cérébrale.

Bichat, pas plus que Morgagni, ne soupçonne pas l'existence de l'entrée de l'air chirurgicale, de l'aspiration spontanée par une plaie veineuse ; mais tous les autres faits mortels, soit de développement spontané, soit d'injections expérimentales de gaz dans les vaisseaux. il les explique par l'action directe et primitive de ce gaz sur le cerveau. Il a fait surtout des injections d'air dans les veines, et il en tire ces conclusions (1) : « La circulation ne s'interrompt que parce que l'action du cerveau est préliminairement anéantie.... le cœur bat encore après que la vie animale et le cerveau ont cessé d'être en activité.... non-seulement le cœur ne s'arrête pas primitivement, mais ses battements accélérés poussent le sang spumeux vers le cerveau avec une extrême promptitude. »

L'air introduit par les veines passe donc dans les artères cérébrales, et dans tous les cas la mort se produit par le cerveau. Mais comment cet air agit-il ? Ici Bichat reste peu précis : il ne parle pas, comme on l'a dit souvent, d'un obstacle créé par l'air, d'une obstruction des capillaires : il pense à une action *irritante.*

« Je ne crois pas dit-il, que l'air agisse en comprimant l'origine des nerfs, comme le voulait Morgagni ; mais, quelle que soit la manière dont il tue, l'air est mortel en arrivant au cerveau. »

Cette théorie peu précise est contredite par les faits physiologiques. « L'air, écrit Bichat, produit la mort avec les mêmes symptômes, qu'il soit injecté par l'artère carotide ou par les veines. »

(1) Bichat. Rech. sur la vie et la mort. Edit. Magendie, p. 270.

Or quelques années après, en 1813, Nysten, se basant sur des expériences fort sérieuses que nous analyserons, insiste sur les différences symptômatologiques des introductions veineuses et carotidiennes.

Magendie écrit en 1823 (1), « après l'injection d'air par la carotide, il y a presque instantanément roideur spasmodique, perte de la sensibilité, mais la respiration et la circulation persistent quelque temps sans altération bien marquée ; contrairement aux morts par insufflation veineuse ou l'arrêt des fonctions cardiaco-pulmonaires, et la mort est presque instantanée. »

Les recherches importantes de M. Tillaux, de P. Bert, sur lesquelles nous reviendrons, ont confirmé ces faits ; et il est bien établi que l'air tue en quelques minutes par le cœur après entrée dans les veines, en quelques heures par le cerveau après injection carotidienne. Cette différence dans la rapidité de la mort par les gaz veineux, et de la mort par les gaz artériels, aurait été encore mieux constatée si ces expérimentateurs avaient pris soin de faire la respiration artificielle.

Non-seulement la durée des accidents, mais leur nature et leur marche sont essentiellement différentes, comme nous le verrons par nos expériences ; ainsi les modifications circulatoires dues à l'injection d'air par la carotide sont juste l'inverse de celles produites par l'injection dans les veines.

La théorie de Bichat, inconciliable avec les faits physiologiques, est de plus dépourvue de base anatomique ; car Bichat seul a retrouvé constamment dans le cœur gauche et les carotides une partie de l'air introduit par les veines. Dix ans après Nysten écrit : « Jamais, après injection veineuse il ne passe une bulle d'air dans le système artériel. » Nysten a fait des injections ; Amussat, M. Bouillaud ont laissé l'air s'intro-

(1) Magendie. Edit. de Bichat Recherches sur la vie et la mort. p. 270.

duire spontanément par des plaies faits aux veines de différents animaux, chiens, moutons, chevaux. Sur quinze chiens tués de cette façon, M. Bouillaud a rencontré une seule fois quelques bulles d'air dans les cavités gauches ; Amussat admet pour les chiens une proportion de un dixième, chez lesquels quelques bulles de l'air injecté ou introduit spontanément, passeraient dans le système artériel. Il est vrai, d'après les mêmes expérimentateurs, ce passage de l'air dans les cavités gauches est un peu plus fréquent chezles chevaux ; mais, dans les cas où on l'observe, les accidents restent les mêmes ; nouvelle preuve que ce phénomène n'a aucune importance.

MM. Muron et Laborde, sur de très-nombreuses expériences, n'ont trouvé que deux fois des bulles d'air dans les artères cérébrales : deux fois seulement aussi, sur vingt-huit autopsies, j'ai observé quelques bulles gazeuses dans les cavités gauches.

La théorie de Bichat, peu précise, contredite par les faits physiologiques, dépourvue de base anatomique, doit donc être rejetée. Cependant cette théorie, exposée dans le livre immortel qui a pour titre : *Recherches sur la vie et la mort*, a été longtemps classique, et récemment encore elle a été appuyée sur de nouvelles expériences par le regretté Muron et M. Laborde.

« L'injection d'air brusque, écrivent ces physiologistes (1), produit la mort par distension du cœur droit ; l'injection ni trop lente, ni trop brusque, détermine la mort par suspension des fonctions cérébrales, favorisée par la diminution de force des contractions cardiaques. » Et dans ces cas, après l'injection, « inspirations bruyantes accélérées, au bout de une ou deux minutes, cris, raideur des membres, pupilles dilatées, évacuation d'urine, arrêt cardiaque et respiratoire ; *Autopsie*, poumons sains, cœur droit distendu, continuant à se contracter,

---

(1) Société de Biologie, 1er et 27 mars 1873.

à chasser l'air dans le système veineux supérieur et inférieur. Souvent pas d'air dans les cavités gauches, deux fois seulement, artérioles du cerveau pleines d'air. »

Comme Morgagni, MM. Muron et Laborde admettent donc deux ordres de faits, les uns brusques cardiaques, les autres lents cérébraux. Mais, contrairement à Morgagni, ils expliquent par la mort primitive du cerveau un grand nombre de faits où ils n'ont trouvé d'air ni dans le cerveau, ni même dans le cœur gauche.

Cette division n'a donc pas de base anatomique ; elle n'a pas plus de base physiologique : car les symptômes observés par MM. Muron et Laborde dans ces cas dits cérébraux sont des symptômes types de l'entrée de l'air dans les veines ; ce sont ceux indiqués par Nysten, Magendie, Bouillaud etc., ce sont ceux que nous avons notés après toutes nos injections lentes ou brusques.

Cette division des cas d'entrée de l'air en deux ordres de faits n'est donc autorisée ni par l'anatomie, ni par la physiologie, et la théorie cérébrale mixte doit être rejetée.

La théorie cérébrale a été encore émise sous une autre forme.

L'air n'agirait pas directement sur le cerveau, en passant dans ses artères et modifiant sa circulation. L'air arrivant au cœur droit déterminerait une syncope cérébrale à distance, par l'intermédiaire de l'endocarde violemment irrité et du pneumogastrique. Les symptômes de l'entrée de l'air, convulsions, pupilles dilatées, respiration ralentie ou arrêtée, etc., seraient comparables, comme mécanisme, aux convulsions des animaux, cobayes, ou autres, que M. Brown Séquard rend épileptiques. Il y aurait syncope cérébrale réflexe, soit directe, soit vaso-motrice. Cette théorie, indiquée en 1838, a été récemment assez nettement formulée par MM. Arloing et Tripier.

Nous verrons plus loin que l'explication des deux physiolo-gistes de Lyon n'est pas acceptable, que l'air n'a par lui-même aucune action irritante paralytique; et que cette irri-tation, même si elle était prouvée, ne pourrait expliquer tous les phénomènes observés.

La théorie cérébrale, quelle que soit la manière dont on la formule, ne peut donc être admise.

Non-seulement les gaz veineux ne passent pas dans les ar-tères cérébrales, mais ils n'agissent pas spécialement sur ce centre nerveux; après l'entrée de l'air ce ne sont pas les fonctions cérébrales qui seront primitivement troublés.

2° *Théorie cardiaque.*

D'après cette théorie, l'arrêt du cœur est le phénomène pri-mitif; *le sang ne circule pas parce que le muscle propulseur ne se contracte plus*, et le cœur cesse de se contracter, parceque ses cavités droites contiennent de l'air.

Seulement pour les uns, Nysten, Magendie, Amussat etc, l'air a une action mécanique ; le cœur s'arrête parce que ses parois droites trop dilatées ne peuvent triompher de l'obstacle; il y a distension paralytique.

Pour d'autres, Marchal, Oré, l'air a une action « toxique sédative, » sur les muscles ou les nerfs cardiaques ; ou si l'on préfére, l'air agit par ses propriétés chimiques.

Donc deux théories : arrêt mécanique, arrêt chimique.

Théorie cardiaque mécanique.

La première en date, car elle a été formulée dès le XVII° siècle, d'une façon précise, par Brunner (1646) et adoptée par Camararius (1), Harder (1687) Sprœgel (1759), Van der Heyden. Ce dernier a même, comme nous le verrons, assez bien observé le, symptômes de l'air dans les veines. Tous ces physiologistes ayant injecté de l'air dans les vaisseaux de différents animaux virent ce fluide s'accumuler dans les oreillettes et les ventri-cules du cœur, et ils en conclurent « *qu'il empêche les contrac-tions de ce viscère de la même manière que l'urine empêche les contractions de la vessie quand elle la remplit outre mesure,* » et, ajoute Morgagni qui cite ces travaux, « étant donné les cas de Valsalva, Pechlin, Ruitz, Grœtz, observés sur l'homme, on doit bien rapporter à l'interruption des fonctions du cœur la mort des hommes comme celle des animaux » (1). Nous avons vu que Morgagni ne connaissait pas l'entrée de l'air chirur-gicale ; ces faits qu'il cite sont donc des cas de développement de gaz intravasculaires.

Sans insister sur ces travaux anciens, très-complètement exposés du reste, par Morgagni dans sa cinquième lettre déjà citée, arrivons à des recherches plus complètes, [celles de, Nysten (2). Ses expériences, faites non-seulement avec l'air, mais avec l'oxygène, l'azote, l'hydrogène, l'oxyde de car-bone, l'acide carbonique, les hydrogènes carboné, phosphoré, sulfuré, l'ammoniaque, le chlore, les oxydes d'azote, présen-tent des résultats importants.

Il différencie les injections lentes, répétées, peu graves et les injections brusques à mort presque instantanée.

Nous l'avons vu plus haut insister sur la rareté du passage de l'air à gauche. Il montre qu'après les injections veineuses de gaz, la couleur du sang artériel peut être modifiée, mais ce

(1) Le Mémoire de Camerarius a un titre assez significatif : *tensio cordis lipothymiæ causa,* 1686.

(2) Morgagni. Loc. citat., p. 350.

(3) Nysten. Recherches de physiologie et de chimie pathologique. Bro-noh, 1813.

trouble chimique est sans influence sur les accidents, au moins après introduction d'air, car pour CO Nysten dira : « Ce gaz paraît avoir en plus de son action mécanique une action spéciale sur le système nerveux, en modifiant les phénomènes chimiques de la respiration et brunissant le sang artériel. » Nysten avait même constaté un fait très-important, retrouvé et expliqué par M. Bernard dans ses dernières leçons au Collége de France, c'est que l'oxygène de carbone, même à doses toxiques, ne produit pas d'accidents, s'il est injecté dans la plèvre, absorbé localement, ou même injecté dans le sang en plusieurs fois, au lieu d'être absorbé par le poumon.

Nysten conclut à une action mécanique de l'air et des gaz. « Tous les gaz non délétères, dit-il, déterminent la mort en distendant outre mesure les cavités droites du cœur.., distension plus facile avec les gaz peu solubles, azote etc. plus difficile avec CO^2, oxy; très-solubles... La force contractile de cet organe, vaincue par la force expansible du gaz injecté, ne peut plus réagir sur le sang qu'il contient, pour le faire arriver aux poumons. Et la preuve que l'air fait périr en distendant les cavités droites, c'est qu'en faisant cesser cette distension, on voit disparaître les accidents, »

Ailleurs Nysten s'exprime ainsi : « Les parois des cavités droites distendues ne peuvent revenir sur elles-mêmes pour chasser l'air qu'elles contiennent. »

Nysten paraît donc admettre l'arrêt premitif du cœur; malheureusement, comme ses expériences concordent peu avec cette explication, il donne d'autres conclusions contradictoires.

« Tout gaz non délétère, dira-t-il, page 156, arrivé au ven-
« tricule droit, s'il ne se dissout pas, le dilate, le stimule en le
« dilatant, et il en résulte une augmentation de fréquence et
« de force des battements du pouls. » Ailleurs même il pensera

a un trouble pulmonaire: « Les gaz poussés « par la veine « jugulaire agissent mécaniquement sur le cœur et le système sanguin du poumon. » Enfin, à propos des cas d'introduction lente, il crééra une classe spéciale la mort se où produirait par « *un état adynamique* de tous les organes. »

Sans discuter ces conclusions multiples et opposées, arrêtons-nous à l'explication de l'arrêt du cœur par distension, explication souvent reproduite depuis, et analogue au fond à celle donnée par Morgagni. « La force contractile de cet organe est « vaincue, dit-il, par la force expansive de l'air », autrement dit, l'air paralyse les contractions du cœur en augmentant l'obstacle à vaincre.

Après introduction d'air, l'obstacle est diminué plutôt qu'augmenté.

Normalement le ventricule droit chasse du sang vers les capillaires pulmonaires, malgré une résistance, la tension de l'artère pulmonaire égale (1), à 4 à 6 centimètres de mercure.

De l'air arrive au cœur par une veine; cet air est comprimé par la vis à tergo, mais en aucun cas sa pression, sa force expansive ne saurait dépasser la tension veineuse, soit (2) 1 à 3 centim. Le cœur droit qui triomphe de la résistance pulmonaire normale, et même de résistances beaucoup plus grandes dans les cas de maladies du poumon, du cœur gauche, et surtout pendant la respiration artificielle où la tension pulmonaire peut s'élever jusqu'à 10 à 12 centimètres, comme l'a montré M. Gréhant; le cœur droit, dis-je, ne saurait être paralysé par un obstacle moindre, égal au plus à la tension veineuse.

(1) Béclard, *Physiologie*, éd. 66, p. 239.
(2) Béclard, *loc. cit.*, p. 264 et Milne Edwards, t. IV, p. 330.

Couty.   2

Si donc le cœur est arrêté primitivement, ce que Nysten ne prouve pas, ce n'est point par la force expansive de l'air.

La question avec Nysten est encore médicale et physiologique ; avec Magendie, elle devient pratique et chirurgicale.

Au lieu d'insufflation d'air ou de cas plus ou moins discutables de développements gazeux spontanés, on a des faits précis dans lesquels la mort est produite par aspiration spontanée de l'air à travers une plaie veineuse ; le premier des cas chirurgicaux date, on le sait, de 1818. Nous l'avons rapporté à l'observation 35.

Magendie parle pour la première fois de l'entrée de l'air en 1821 (1) ; il cite d'abord deux cas d'introduction spontanée, puis il montre qu'on peut produire à volonté ces accidents d'aspiration en plaçant dans une veine une sonde à parois élastiques et béantes ; il montre que, la mort étant produite, il suffit pour ranimer l'animal de réaspirer avec une seringue l'air pénétré spontanément dans les cavités droites.

Magendie revient sur ce sujet en 1829 (2): après avoir montré le peu de danger des introductions lentes veineuses ; après avoir différencié les injections veineuses et les injections carotidiennes, il se rallie à la théorie cardiaque ; mais il la formule d'une façon précise, et surtout il donne une explication nouvelle de cet arrêt cardiaque.

« La mort *arrive par cessation des mouvements du cœur droit*. Le ventricule droit se remplit d'air, et cet air dilaté par la chaleur le distend tellement qu'il ne peut plus revenir sur lui-même. *Le mouvement qui agite quelquefois la totalité de l'organe est dû seulement aux contractions de l'autre moitié* du cœur qui ne se trouve point distendu par l'air. »

(1) 1821, Magendie. *Journal de physiologie expérimentale*, p. 190.
(2) Magendie. Édition Bichat déjà cité, pp. 270 et suivantes.

Magendie reparlera encore de l'entrée de l'air en 1836 (1), mais seulement pour insister sur le mécanisme entièrement physique des accidents, et recommander l'emploi de l'aspiration, même pour les cas chirurgicaux. Je reviendrai sur le moyen thérapeutique indiqué par Magendie : voyons sa théorie.

1° Magendie avance un fait, l'arrêt primitif du cœur, et pas plus que Nysten, il n'en prouve pas l'existence.

2° Ce fait, l'arrêt du cœur, serait-il exact, que l'explication donnée resterait inacceptable. « L'air dilaté par la chaleur distend tellement le ventricule droit, qu'il ne peut plus revenir sur lui-même, a écrit Magendie. »

Sans objecter au grand physiologiste que l'air peut être déjà échauffé en arrivant au cœur à travers les veines, ou que les injections d'air chaud produisent les mêmes accidents, comme l'a prouvé Barthélemy, voyons la valeur de cette dilatation.

Soit $10°$ la température extérieure et $40°$ la température cardiaque. Le coefficient de dilatation de l'air égale $0,00367$, ou 1 litre d'air s'échauffant de $1°$ devient $1 + 0,00367$ et s'échauffant de $10°$ à $40°$, il deviendra $1 + 0,00367 \times 30$ ou $1, 11$. L'air dans le ventricule se dilate donc au maximum des $\frac{11}{100}$ ou de 1⟋9 de son volume primitif ; au contraire le ventricule devient énorme, souvent double, triple de volume, comme l'ont constaté M. Bouillaud et tous les expérimentateurs.

L'air se dilatant fort peu ne peut donc produire la distension considérable du ventricule. Mais, se dilaterait-il, qu'il ne saurait faire obstacle à la contraction du cœur ; car sa tension, comme nous l'avons vu, ne peut devenir supérieure à celle du sang veineux.

Si Magendie ne prouve pas l'arrêt primitif du cœur, et à

(1) Magendie. Leçons sur les phénomènes physiques da la vie, t. i, lec. VI.

fortiori ne l'explique point, il n'en a pas moins indiqué des faits très-importants, et ses travaux ouvrent dignement cette période de 1830 à 1840, si fertile en recherches sur l'entrée de l'air.

Dès 1828, une thèse due à Saucerotte (1) contient plusieurs cas d'introduction chirurgicale de l'air dans les veines.

L'illustre Larrey (2) insiste sur les dangers de l'entrée de l'air après la saignée de la jugulaire, encore pratiquée à cette époque, et un cas observé bientôt après par Putegnat vient justifier ses craintes.

Bérard (3) donne l'explication anatomique de l'entrée de l'air en montrant que les veines cervico-thoraciques, comprises entre deux feuillets aponévrotiques, constituent de véritables canaux béants à travers lesquels le vide inspiratoire peut aspirer l'air extérieur.

Barry (4) et plus tard Poiseuille (4) ajoutent à la preuve anatomique la preuve physiologique et démontrent cette influence aspiratrice de l'inspiration.

Forget insiste avec raison sur les gaz intravasculaires développés spontanément; et il résume assez complètement les travaux anciens (6).

Legallois (7), à propos de la résorption du pus, cite des expériences faites par son père en 1809, et non par lui comme on l'a toujours répété depuis : expériences qui montrent la possi-

---

(1) Saucerotte. Thèse de Strasbourg. 1828.

(2) Larrey. Clinique chirurgicale, t. I. Paris, Gabon, 1829, p. 357.

(3) Berard. *Arch. génér. de med.* t. XXIII, p. 169. — Cours de physiologie, t. IV. p. 9.

(4) Barry. Recherches expérimentales sur les causes du mouvement du sang dans les veines. Paris, 1825.

(5) Poiseuille. Même titre. *Journal hebdomadaire de médecine*, 1830, t. II.

(6) Forget. Transact. medicales, t. X, p. 75.

(7) Legallois. Des maladies occasionnées par la résorption du pus. *Journal hebdomadaire de médecine.* 1829, t. III. p. 183.

bilité de l'entrée de l'air par les veines utérines. Cette pénétration déjà indiquée comme possible par Boyer (1), a été depuis observée sur l'homme dans un assez grand nombre de cas.

Un bon article d'Ollivier (2) dans le dictionnaire en 30, résume assez bien la question et insiste sur les caractères du souffle, systolique, solidien, pouvant se prolonger plusieurs minutes.

Les cas d'entrée de l'air observés sur l'homme se multiplient et sont consignés, soit dans des journaux, soit dans des thèses, celles de Putegnat (3), Guéretin (4), Buttura (5), Bossand (6).

Hormis celle de Putegnat qui présente un résumé symptomatologique assez exact, basé sur l'analyse de vingt observations chirurgicales; et celle de Bossand, qui contient une revue thérapeutique assez complète, ces derniers travaux n'ont guère d'originalité. Tous du reste cherchent dans la distension paralytique du cœur la cause de la mort, et la théorie cardiaque était la seule théorie adoptée, [quand survint à l'Académie de médecine la mémorable discussion de 1837 et 1838 sur le sujet qui nous occupe.

A la suite d'un cas d'entrée de l'air observé dans sa pratique, Amussat présenta à l'Académie les résultats d'expériences faites sur des animaux, et ces expériences furent répétées par une commission dont un savant déjà illustre était le rapporteur.

Les expériences d'Amussat furent complétées et publiées en 1839 (7). Nous allons les analyser avant d'arriver au rapport ou plutôt aux recherches personnelles de M. Bouillaud et à la discussion qui y fit suite.

(1) Boyer. Anatomie, t. IV, p, 578, 1809.
(2) Ollivier. Article « Air. » t. II, du Diction. de Bérard.
(3) Putegnat. Essai sur l'introduction de l'air etc., n° 156. 1834.
(4) Guéretin. Propositions de chirurgie, n° 194, de 1836.
(5) Buttura. De l'introduction de l'air par une veine, n° 249, 1839.
(6) Bossand. Même titre, t. II, de 1841.
(7) Recherches sur l'introduction accidentelle de l'air dans les veines, par J.-Z. Amussat. Germer-Baillère, 1839.

Le travail d'Amussat comprend quatre parties : 1° expériences; 2° faits chirurgicaux; 3° explications; 4° thérapeutique;
les deux dernières sont fort incomplètes.

1° *Première partie*, Amussat le premier prouve expérimentalement sur des chiens, des chevaux, des moutons que les
plaies veineuses, dans la région du pouls veineux, peuvent
entraîner la mort par entrée de l'air spontanée.

2° Les accidents sont plus rapides après des hémorrhagies.

3° On peut étendre la zone dangereuse en canalisant les
veines.

4° Les accidents sont bien plus rapides, instantanés, si on
insuffle l'air avec la bouche, au lieu de le laisser entrer spontanément.

Dans la *deuxième partie*, il rapporte trente-neuf cas d'entrée
chirurgicale, dont dix irrécusables avec autopsie, six sans autopsie, douze guérisons, sept douteux, deux suicides.

Troisième partie. Puis il montre que les gaz développés
post mortem, répandus dans tout le système vasculaire, non
brassés ne sauraient simuler l'entrée de l'air.

Avec MM. Gueneau de Mussy et Bouillaud, il produit *sur
des cadavres* cette introduction d'air par une plaie veineuse,
en comprimant alternativement la poitrine; faisant ensuite
une plaie à la poitrine sur des animaux vivants, il fait cesser
ainsi l'entrée de l'air. Il conclut donc que cette aspiration est
uniquement d'origine respiratoire.

Malheureusement Amussat, guidé par des idées théoriques,
n'arrive pas, malgré de très-nombreuses expériences, à une
symptomatologie précise. Il ne voit que les troubles généraux;
il ne note, le plus souvent, ni l'état du cœur, ni celui du pouls;
où il constate sans plus d'attention des faits importants,
comme la présence, *le reflux constant* de l'air dans les veines,
constaté à toutes ses autopsies.

Aussi son travail, après avoir bien établi la facilité de l'entrée de l'air et son mécanisme, se termine par des conclusions contradictoires.

« La mort arrive évidemment par interruption de la circulation. L'air distend les cavités droites et empêche le sang veineux d'y aborder,» écrit-il page 74, pour dire plus loin, p. 31, « la cause de la mort paraît devoir être attribuée surtout à l'interruption de la circulation pulmonaire. »

Ailleurs encore, il dira : « C'est un genre de mort particulier, une syncope, mais d'un genre distinct. L'intelligence n'est pas affectée d'abord. »

Devant l'Académie cependant, Amussat avait défendu la théorie cardiaque, mais sans jamais préciser, sans jamais affirmer, comme Magendie, *l'arrêt primitif, immédiat, du cœur droit.* »

Apprécier des recherches aussi diffuses, des conclusions si peu concluantes, était difficile. Le rapporteur fit mieux et présenta à l'Académie des expériences originales, observées par un clinicien, et où nous avons largement puisé (1).

M. Bouillaud insiste sur le reflux de l'air dans les veines, sans l'expliquer toutefois ; sur la distension des cavités droites souvent doubles, triples. Le premier il a vu, depuis Bichat, la persistance des battements du cœur après l'arrêt cérébro-respiratoire. Le premier il note que le bruit du souffle cardiaque, le bruit de râpe, persiste longtemps après l'introduction, et que le cœur droit contient du sang spumeux longtemps après la cessation des accidents.

Malheureusement M. Bouillaud était rapporteur, et il dut conclure, non par des vues originales, mais en enregistrant les opinions de ses collègues; aussi admet-il trois causes de mort: 1° *énorme distension des cavités droites* ; 2° *gêne de la circula-*

1) Bulletin de l'Académie de médecine, t. ii. 1837, p. 182 et suiv.

tion pulmonaire, due à la viscosité de l'air ; 3° compression du cerveau par l'air reflué dans les veines encéphaliques.

La discussion est ouverte le 3 décembre 1837 (1). Après quelques paroles d'Amussat, Gerdy vient nier qu'on puisse assimiler les effets de l'entrée de l'air sur l'homme et les animaux ; il se rallie à la théorie pulmonaire, se basant sur ce fait exact: le cœur est encore agité de contractions après la mort complète.

Blandin insiste avec raison sur l'utilité du reflux de l'air dans les veines qui rend les accidents moins précipités.

Velpeau, après avoir analysé tous les faits d'entrée chirurgicale de l'air, conclut ainsi : « Quelques-uns de ces faits rendent ce genre de mort très-probable, aucun n'en établit la preuve positive. » Puis il critique vivement, et à bon droit, les moyens curatifs proposés.

Barthélemy a sacrifié trente-neuf chevaux, et de ce que 4 litres d'air sont nécessaires pour tuer un de ces animaux, il conclut, en ne comparant que les poids, qu'il faut 600 centim. c. pour un homme. Il a toujours vu sur les chevaux les contractions du cœur persister jusqu'à la dernière expiration.

La discussion en se prolongeant ne pouvait que dégénérer. Dubois, d'Amiens, fait étalage d'érudition à propos d'une phrase incidente du rapport de M. Bouillaud.

Un certain M. Castel vient réclamer pour les forces vitales et prend à parti le travail si impartial de M. Bouillaud.

Ségalas cite un fait où la saignée a rétabli un lapin mort complètement par entrée spontanée de l'air.

Roux démontre la possibilité de l'entrée de l'air chez l'homme.

Gerdy n'admet qu'un cas comme authentique, celui de Castara.

(1) Acad. de méd.. 3 déc.. 12 déc.. 1837 ; 3, 25 janv., 6, 13 fév., 1838.

M. Bouillaud, pour clôturer cette longue discussion, vient se défendre d'avoir répété Amussat, ce qui lui a été reproché ; contrairement à celui-ci, il a admis que l'entrée spontanée de l'air pouvait se faire en dehors de la région du pouls veineux ; que cette introduction était due surtout à l'inspiration, mais aussi un peu à la dilatation de l'oreillette. M. Bouillaud persiste à demander pour les recherches d'Amussat un vote de remercîment, ce qui est accepté.

Telle fut la terminaison de cette longue dispute académique ; elle eut un résultat pratique ; elle fit de l'entrée de l'air une question classique ; tous les chirurgiens connurent le danger de certaines plaies veineuses cervico-thoraciques et le nombre des cas dans les opérations diminua rapidement. Mais elle n'eut pas de grands résultats scientifiques ; on avait apporté beaucoup d'opinions, mais peu de faits, tué beaucoup d'animaux, mais fourni peu d'observations complètes. Aussi le mécanisme des accidents resta aussi obscur ; la possibilité de l'entrée de l'air sur l'homme continua même à être niée sur l'autorité de Velpeau, de Gerdy etc. ; les recherches sur ce sujet, loin de devenir plus actives, diminuèrent. Bien plus, la théorie cardiaque mécanique, admise à l'Académie malgré la preuve de l'arrêt ultime du cœur, fournie par Gerdy, Barthelemy et par quelques-unes des expériences de M. Bouillaud ; cette théorie, classique jusque-là, ne tarda pas à perdre du terrain devant la théorie pulmonaire et plus tard la théorie cardiaque chimique.

Soutenue par Cormack (1) en 1850, puis en 1870, dans une thèse qui ne présente rien de nouveau, hormis trois observations chirurgicales, dont deux d'introduction utérine ; admise aussi en

____

(1) Cormack J.-B. Thèse de Paris, t. III, 1870.

partie dans une thèse de Meric dont nous reparlerons ; adoptée par Longet (1), la théorie cardiaque mécanique n'a été
vraiment remise en honneur qu'en 1873 par l'important travail de MM. Muron et Laborde (2).

Après avoir prouvé qu'on peut injecter une quantité d'air
presque indéfinie sans produire la mort, pourvu que l'injection
soit lente et faite en plusieurs temps, ces deux physiologistes
ont fait des injections brusques de 100 à 200 centim. c., et
ayant analysé assez complètement les symptômes, ils concluent
ainsi : « L'air produit la mort par une action primitive et
prééminente sur le cœur.... Il y a action mécanique de l'air...
L'arrêt du cœur se fait au moment où la distension est extrême, et les efforts de contraction sont paralysés. » Et plus
loin : « Les efforts du cœur pour se contracter, pour chasser
l'air, sont absolument infructueux. »

MM. Muron et Laborde, ayant examiné directement le cœur
et les vaisseaux, ont bien observé des faits importants.

Ils ont constaté, comme Nysten, Magendie, Bouillaud, etc.,
la distension des cavités droites, la rareté du passage de l'air à
gauche; comme Amussat, Bouillaud, la présence de l'air dans
toutes les veines aux autopsies. Les premiers ils fixent le mécanisme de cette présence; elle est due à un reflux veineux, à
un remou alternatif, et ce reflux veineux coïncide avec un
arrêt du sang dans les artères, où il ne coule plus qu'en bavant.

MM. Muron et Laborde ont vu aussi, dans des cas moins brusques et plus faciles à observer, que le cœur meurt le dernier et
non le premier, suivant la théorie, et ils sont forcés de créer à
côté des morts brusques cardiaques une deuxième classe de
faits avec mort par le cerveau et arrêt ultime du cœur.

(1) Longet, Physiologie, t. II. Édit. 1869, p. 249.
(2) Muron et Laborde. Société de biologie, 8 févr., 1er et 18 mars 1875.

Malheureusement, comme nous l'avons démontré, rien dans les symptômes indiqués par MM. Muron et Laborde, n'autorise cette division; et nous le prouverons plus loin, l'arrêt du cœur se produit toujours à la même période, que l'entrée de l'air ait été lente ou brusque.

MM. Muron et Laborde sont du reste peu précis quant à la nature de ce trouble cardiaque mécanique. Ils ont vu, sans y attacher grande importance, l'air refluer dans les veines après l'injection brusque, preuve que le cœur n'est pas paralysé immédiatement. Aussi ne disent-ils pas comme Magendie: il y a arrêt primitif du cœur. On perçoit une sorte d'hésitation : « les efforts du cœur pour se contracter restent infructueux. » Il est difficile, on le conçoit, de discuter une explication aussi peu précise.

En résumé, la théorie cardiaque mécanique, avec arrêt primitif du ventricule droit, est admise sans restriction, par les anciens, Morgagni et plus récemment par l'illustre Magendie.

Nysten et Amussat indiquent tantôt une explication, tantôt une autre, sans même se donner la peine de motiver ces contradictions. M. Bouillaud admet, ce qui est plus logique et vrai dans quelques cas, *l'existence simultanée* de troubles divers, dont la distension cardiaque est cependant le principal. Enfin, MM. Muron et Laborde ne donnent qu'une formule vague appliquée seulement à un ordre de faits. C'est donc surtout la théorie de Magendie que j'aurai à discuter sous le nom de théorie cardiaque mécanique.

Auparavant, un mot de la théorie cardiaque chimique.

Théorie cardiaque chimique.

La possibilité d'une action directe des gaz sur le muscle ou les nerfs cardiaques a été depuis longtemps indiquée.

« L'azote, dit Nysten. étonné de la rapidité de la mort après

les injections de ce gaz, a une action toxique sur la force vi-
tale du cœur, contrairement à l'oxygène qui a une action stimulante. »

En 1837, Busse (1) émet l'idée d'une action irritante de l'air
sur le cœur. Cependant la théorie cardiaque chimique n'est
pas même indiquée dans la longue discussion académique de
1837-1838.

Cette théorie n'a été formulée assez nettement qu'en
1842 par Marchal (de Calvi) (2). « La distension mécanique
n'explique pas, dit-il, ces morts subites foudroyantes ; il doit
y avoir action toxique. L'air mis en présence du sang doit en
faire dégager l'acide carbonique. »

Nous n'attacherons pas à ces hypothèses plus d'importance
que leur auteur ne paraît leur en donner ; les gaz recueillis
et analysés dans les cas de Roux et de Delpech étaient bien de
l'air et non de l'acide carbonique : on ne comprend pas que
CO_2 à l'état libre soit toxique, alors qu'il ne l'est pas à l'état de
dissolution ; du reste, même à l'état libre, CO_2 n'arrête point
le cœur, Nysten a pu injecter brusquement de grandes quantités de CO_2 sans produire la mort ; il est même moins nuisible que l'air, car il est plus soluble.

M. Oré (3) a donné à l'air les propriétés dont Marchal gra-
tifiait CO_2 ; l'éminent physiologiste de Bordeaux aurait vu dans
ses expériences que l'air est nuisible plus rapidement, à plus
petites doses, que tous les autres gaz, et il conclut ainsi :
« L'air, en entrant dans les cavités droites, les distend ; mais,
outre son action mécanique, il a une action sédative sur la
fibre musculaire du cœur, action qui détermine la paralysie
plus ou moins complète du ventricule droit. »

(1) Busse. Lettre à la *Gazette médicale*, 1839.
(2) Marchal. Annales de la chirurgie française et étrangère, 1842, p. 296.
(3) Oré. Etudes historiques et physiologiques. Paris, J.-B. Baillère, 1863.

Je m'arrêterai sur cette théorie assez simple, assez séduisante, parce que, grâce au haut patronage de la société de chirurgie, devant laquelle ces expériences furent exposées.; grâce surtout à celui de professeurs distingués et sympathiques (1), cette explication a eu cours pendant quelques années et est encore presque classique (2).

Cette théorie n'est qu'un complément de la théorie mécanique, puisqu'elle n'explique pas les morts par les autres gaz, (oxygène, azote, CO^2.)

Elle me paraît contredire les lois chimiques; je ne comprends pas que l'air, simple mélange, ait des propriétés sédatives qu'on ne retrouve ni dans l'azote, ni dans l'oxygène injectés séparément.

Son point de départ est contestable; je ne crois pas qu'on puisse attribuer à un gaz une action toxique par ce seul fait qu'il est plus rapidement nuisible.

Voyons si au moins les résultats de M. Oré sont exacts. L'air produit-il la mort à plus petites doses que tous les autres gaz? Non. Les expériences de M. Oré ont été confirmées en ce qui regarde CO^2, l'oxygène et tous les gaz plus solubles dans le sang; mais pour l'azote les faits observés sont contradictoires. D'après Nysten, dont les expériences paraissent très-précises, l'azote moins soluble agit et produit la mort à plus petites doses que l'air. Ce résultat a été confirmé par M. Demarquay (3), et par son élève, M. Méric (4). Ces deux expérimentateurs concluent ainsi: « Chaque gaz, air, azote ou oxygène, agit de la

(1) Verneuil. Gazette hebdomadaire, 16 janvier 1863.
(2) Follin et Duplay. Traité de pathologie externe, t. II, p. 534 et suiv.
(3) Demarquay. Essai de pneumatologie médicale, 1866.
(4) Méric. Tome X. Thèse de 1860, n° 107. De l'introduction de l'air dans le système veineux.

même manière que l'air, mécaniquement... l'oxygène très-soluble est facilement supporté, l'azote produit rapidement la mort...·par action mécanique sur le cœur et le poumon. »

C'est donc par la différence de solubilité, propriété toute physique, qu'on doit expliquer avec Nysten et Demarquay les différences d'action des différents gaz. L'air n'est pas plus nuisible que l'azote, et n'a pas l'action sédative spéciale dont l'a doté M. Oré.

Les faits observés par un grand nombre de physiologistes prouvent que l'air a plutôt une action excitante.

On sait que le cœur, étant arrêté, rebat si on le place à l'air en ouvrant la poitrine. Wepfer, Haller, Zimmerman, Schiff ont constaté ce fait sur la grenouille et d'autres animaux. L'action stimulante de l'air est encore plus marquée s'il est en contact avec les parois endocardiques. Nysten (1) a pu ranimer les contractions du cœur chez des animaux en injectant de l'air par les veines. Citons, sur l'autorité de M. Milne-Edwards (2), plusieurs cas analogues chez l'homme, tel celui de Sénac (3), où l'insufflation d'air par le canal thoracique aurait fait reparaître quelques mouvements du cœur douze heures après la mort ; tel, un autre analogue observé par Hunaud, [du Jardin des Plantes.

Il ressort de tous ces faits que l'air doit exciter, accélérer les mouvements du cœur, au lieu de les paralyser, et c'est en effet ce qui arrive, comme nous le verrons, après tous les cas d'entrée de l'air.

M. Oré dit cependant avoir constaté directement l'arrêt primitif du cœur droit ; il a songé à examiner directement l'état

---

(1) Nysten. Bulletins de l'Académie des sciences, 1814.

(2) Milne Edwards. Physiol. et anat. comp. de l'homme et des animaux, t. IV. p. 125.

(3) Senac. Traité du cœur, p. 426.

des contractions de cet organe, et il a ouvert la poitrine, ce que n'avaient fait ni Nysten, ni Amussat. Malheureusement M. Oré ouvre la poitrine, non pas avant, mais plusieurs minutes après l'injection d'air ; il l'ouvre après les convulsions, après l'arrêt respiratoire, quand l'animal est déjà mort, et de ce qu'il voit alors le cœur droit arrêté en distension, et le cœur gauche se contractant encore, il se croit en droit d'attribuer tous les accidents à l'arrêt primitif du cœur droit.

Or, pour pouvoir poser cette conclusion, M. Oré aurait dû faire ce que nous avons fait, ouvrir la poitrine avant même l'injection et voir si l'arrêt du cœur droit survient d'emblée, avant tous les autres accidents avant l'arrêt circulatoire.

En résumé M. Oré ne donne pas de l'arrêt primitif du cœur une explication acceptable, et de plus, de même que les partisans de la théorie cardiaque mécanique, il n'en prouve pas l'existence.

La théorie cardiaque comprend en effet deux termes :

1° Après entrée de l'air, il y a *arrêt primitif du cœur droit* produisant l'arrêt circulatoire général et la mort.

2° Cet arrêt primitif est dû *à une action mécanique ou chimique de l'air*.

Je crois avoir montré :

1° Que l'air par son expansibilité ne pouvait *arrêter* les contractions du cœur droit, et créer un obstacle supérieur aux résistances normales ;

2° Que l'air, en s'échauffant, pouvait au plus se dilater de 1/3 et non pas doubler, tripler de volume ;

3° Enfin que l'air n'a pas d'action chimique sédative, et aurait plutôt une action stimulante.

L'explication de l'arrêt primitif du cœur n'a donc pas été

donnée: mais le deuxième terme restant obscur, le premier pourrait être fixé.

Or nous avons vu qu'aucun des partisans de la théorie cardiaque n'a songé à prouver directement ce point de départ indispensable : *l'arrêt primitif du cœur droit non-seulement n'est pas expliqué, mais son existence n'est pas établie.*

Nysten, Magendie, Amussat, M. Oré ne disent dans aucune expérience : le cœur ne battait plus, on n'entendait, on ne sentait, on ne voyait plus ses contractions quand survinrent les troubles convulsifs, dûs à la mort du cerveau ; les troubles respiratoires dûs à la mort du bulbe. Ils ont constaté, surtout dans les cas très-brusques, la chute primitive, complète, du pouls artériel ; et de l'arrêt de l'ondée aortique, ils ont dû conclure à l'arrêt du cœur sans examiner directement.

Nous pourrions rejeter d'avance cette théorie cardiaque si longtemps classique sous ses deux formes mécanique et chimique ; nous pourrions mettre au rang des hypothèses cette explication appuyée en apparence sur de nombreux travaux, puisque aucun de ces travaux n'en établit le point de départ.

Mais nous verrons que cette hypothèse est contredite par les faits physiologiques.

Nous verrons qu'il n'y a aucun rapport entre l'état du pouls, et celui des contractions cardiaques ; nous verrons que dans tous les cas d'entrée de l'air, les contractions du ventricule droit, comme celles du gauche, persistent et sont même accélérées ; nous verrons que ces contractions gardent toute leur force et qu'elles propulsent violemment le liquide ou l'air par les orifices ouverts ; nous verrons enfin que ces contractions s'arrêtent les dernières après les fonctions cérébrales, après les mouvements respiratoires.

On ne peut chercher dans l'arrêt du cœur droit la cause des accidents observés, puisque cet arrêt est le phénomène ultime ;

et la théorie cardiaque mécanique ou chimique doit être complètement rejetée.

3ᵉ *Théorie pulmonaire.*

Après avoir placé dans le cerveau ou dans le cœur la cause de la mort, on l'a cherchée dans le poumon. Là encore deux explications.

Pour les uns, Leroy d'Etiolles, Piédagnel, il y a *rupture des capillaires, emphysème, lésion du poumon.*

Pour d'autres, Boerhaave, Poiseuille, Erichsen il y a simple *obstruction du calibre des capillaires, sans lésions de leurs parois.*

La moins importante de ces deux théories est celle de Leroy d'Etiolles (1), imaginée en même temps, et soutenue plus tard par Piédagnel (2). « L'air est poussé par le cœur droit dont les contractions sont accélérées... dans les capillaires pulmonaires; il s'y échauffe, et, en se dilatant, rompt leurs parois... d'où noyaux d'emphysème, compression des capillaires voisins arrêt de la circulation pulmonaire. »

Mais l'air est dilaté avant d'arriver au poumon. La dilatation, même maxima, est insensible, un dixième du volume primitif, comme nous l'avons montré ailleurs. Cette dilatation serait-elle très-grande qu'elle aurait lieu dans le sens de l'axe du vaisseau et de la moins grande résistance. L'emphysème est incompréhensible; et surtout il n'existe pas, à moins qu'on ne prenne pour de l'emphysème la sensation de crépitation donnée par le sang spumeux contenu le plus souvent dans les grosses branches artérielles. Leroy d'Etiolles ne l'a vu que deux fois; jamais je ne l'ai observé sur vingt-huit autopsies, et dans les

(1) Leroy d'Etiolles. Sur l'introduction de l'air dans les veines. Arch. gén. de médec., t. III, p. 410.

(2) Piédagnel. Rech. sur l'emphysème du poumon. Journ. de Magendie, 1829, t. IX, p. 79.

càs exceptionnels où il en existe des traces, il est dû aux efforts violents d'inspiration qui précèdent la mort.

Sans insister sur cette explication par trop hypothétique, je passe à la deuxième théorie, celle de l'obstruction pulmonaire, aujourd'hui classique.

On n'a pas vu seulement de nos jours que les gaz devaient circuler plus difficilement que les liquides. Après avoir expliqué par la présence de l'air dans les vaisseaux des fluxions, certaines hémorrhagies et hydropisies, Hippocrate y cherche la cause de l'épilepsie.

« Rien ne concourt plus à l'intelligence que le sang, écrit-il (1) : si le sang éprouve une perturbation radicale, l'intelligence périt radicalement, car savoir et reconnaître n'est qu'habitude. Or beaucoup de souffle s'étant mêlé dans tout le corps à tout le sang, il se fait maint obstacle en maint endroit dans les veines. Le sang est empêché de cheminer, ici il s'arrête, là il va lentement, ailleurs plus vite. Les parties se contractent, les patients sont frappés d'anesthésie, aveugles, sourds, insensibles, etc., etc. Puis ces vents se dissolvent, sortent avec la respiration et la pituite..., l'accès cesse. »

Hippocrate ne pouvait guère avoir des effets des gaz vasculaires une idée plus juste, lui pour qui le système circulatoire était uniquement composé de deux veines : l'hépatique et la splénique, allant d'un membre inférieur au côté correspondant du cerveau.

Morgagni, dans l'ouvrage déja cité, insiste sur les troubles circulatoires dus à la présence des gaz, mais sans les localiser dans les poumons.

« Il y a de l'air dans le sang divisé en parties très-petites, qui, en se réunissant, peuvent former des bulles remarquables;

(1) Hippocrate. Tome VI, édition Littré, p. 105. De flatibus.

ces bulles empêchent le mouvement du sang en ne permettant pas aux parties liquides qui sont derrière elles de toucher celles qui sont en avant, ni de leur communiquer l'impulsion donnée par le cœur et les grosses artères. »

Boerhaave (1) sera plus précis; il place dans le poumon la cause de la mort par injection d'air dans les veines. « Ces accidents sont toujours dus, dit-il, à la présence de l'air qui oppose dans les petits vaisseaux du poumon un obstacle mécanique au passage du sang veineux. »

Poiseuille (2) ne dira guère autre chose; seulement il appuiera ses vues hypothétiques sur des expériences sérieuses, sinon suffisantes ; il veut expliquer la pathogénie d'accidents chirurgicaux bien démontrés, et non point de faits obscurs de développement spontané de gaz vasculaires, comme ceux signalés par Morgagni.

« La mort par entrée de l'air dans les veines a pour seule et unique cause la cessation plus ou moins complète de la circulation pulmonaire. L'air introduit dans les cavités droites, mélangé au sang, passe en partie dans l'artère pulmonaire et les capillaires. Le sang écumeux, ne traversant ces capillaires que sous une pression beaucoup plus considérable que le sang pur, obstrue bientôt la plus grande partie du poumon ; le passage du sang dans les veines pulmonaires ne se fait que très-lentement quand il a lieu ; il n'y a plus d'hématose pour ainsi dire... d'où la mort. » Et plus loin : « la distension des cavités droites est la conséquence de l'obstruction du poumon. »

Cette théorie est appuyée sur ce seul fait, bien prouvé par Poiseuille, le sang spumeux nécessite, pour traverser un réseau capillaire, une pression plus forte que du sang pur.

Poiseuille n'a point cherché par des expériences sur des ani-

(1) Boerhaave. Prælectiones Academicæ, t. II, p. 208, 1740.
(2) Poiseuille. Gazette médicale, 1837, p. 67.

maux à donner une base anatomo-physiologique à cette explication, déduite d'un point de départ exact, précis, mais peut-être insuffisant : et chose remarquable, tous les expérimentateurs Nysten, Amussat, M. Bouillaud, M. Oré, MM. Muron et Laborde s'accorderont pour ne laisser à la gêne pulmonaire qu'un rôle accessoire ou nul.

Cette théorie ne sera soutenue que par Gerdy, dans la grande discusssion de 1837, sans aucune preuve directe à l'appui ; et beaucoup plus tard par Laville (1), dans une thèse qui ne contient rien de nouveau, hormis un cas chirurgical et une analyse assez exacte des moyens thérapeutiques proposés : et cependant elle deviendra classique grâce à sa simplicité, et sera adoptée par MM. Milne Edwards, Vulpian, Cl. Bernard, Béclard, Hirtz, etc., et. en Angleterre, par Erichsen (2).

Ce dernier a même fait des expériences sur les animaux ; mais ces expériences n'offrent aucun résultat nouveau ; je reviendrai du reste sur ce travail, car il contient une revue thérapeutique fort intéressante.

La théorie de l'obstruction pulmonaire est peut-être la seule de toutes les explications proposées pour les accidents de l'entrée de l'air, qui soit basée sur un fait exact; nous devrons donc la discuter longuement.

Et d'abord il n'est pas prouvé que l'air, que le sang spumeux, puisse obstruer complétement la circulation capillaire.

Nysten, Magendie ont vu de l'air injecté par la carotide revenir par la veine jugulaire. M. Cl. Bernard (3), poussant de l'air dans le canal pancréatique ou le canal de Sténon, a retrouvé des bulles gazeuses libres dans les veines correspon-

(1) Laville. Thèse de Paris. T. VII, n° 22 de 1850.
(2) Erichsen. Chirurgie. T. I, p. 286.
(3) Cl. Bernard. Société de biologie, 8 fév. 1873.

dantes. MM. Muron et Laborde (1) ont fait toute une série d'expériences sur les artères crurale, carotide, en variant la rapidité, le volume de l'injection, et toujours ils ont vu les bulles gazeuzes libres arriver aux veines assez rapidement.

On ne saurait, pour contredire ces résultats, arguer des expériences faites par M. Jamin sur des tubes capillaires de verre ; car, comme M. Carville (2) le faisait remarquer à la Société de biologie, et comme l'a écrit M. Bernard (3), il n'y a aucune comparaison à établir entre des tubes inertes et les capillaires organisés, éminemment élastiques et dilatables, osmotiques, etc.

On ne saurait non plus expliquer le passage dans les veines des bulles de gaz libre par l'existence de ces larges vaisseaux anastomotiques, décrits par M. Sucquet dans d'autres organes, et admis par M. Robin, M. Verneuil, Otto Weber; etc., car M. Vulpian a prouvé que les spores de lycopode, injectées dans les artères des membres, ne passent jamais dans les veines ; injectées dans les veines, elles ne passent jamais dans les veines pulmonaires. Ces résultats ont été confirmés par M. Lannelongue (4). Il n'y a donc pas aux poumons ou aux membres de vaisseaux artérioso-veineux ayant plus de 3⟋100 de millimètre, diamètre des spores injectées; et le sang spumeux par conséquent arrive aux veines en traversant le réseau capillaire.

L'air traverse ces capillaires non-seulement sous la pression normale, mais même sous des pressions inférieures, comme l'ont prouvé MM. Muron et Laborde. Ces expérimentateurs ont vu, sur un membre séparé du corps, que l'air ou le

(1) Muron et Laborde. Société de biologie, 8 fév. 1873.

(2) Carville. Société de biologie, 8 fév. 1873.

(3) Cl. Bernard. Leçons sur la chaleur animale, p. 731.

(4) Vulpian, Physiologie du syst. nerveux, p. 731 et journal l'Ecole de médecine, p. 208, 1874.

sang spumeux injecté par l'artère revient par la veine correspondante, même sous une pression de 3 à 4 cent. de **mercure**.

Et si le sang spumeux peut traverser les capillaires des
membres sous des pressions aussi faibles, à fortiori doit-il traverser le poumon dont l'artère a normalement une tension plus
considérable; on sait du reste que la force de propulsion du
cœur droit s'adapte aux conditions de la circulation pulmonaire,
et qu'elle augmente dans certains cas de lésion du cœur gauche,
de lésion pulmonaire, et pendant la respiration artificielle. Le
cœur droit, qui triomphe de résistances aussi considérables, ne
saurait donc trouver dans le sang spumeux accumulé dans
les capillaires pulmonaires, une résistance insurmontable; et
cela d'autant plus que les contractions sont accélérées et très-
énergiques après l'entrée de l'air.

Poiseuille, du reste, prouve bien que le sang spumeux nécessite pour circuler une pression un peu plus forte; mais il
ne prouve pas qu'il puisse arrêter d'emblée complétement la
circulation capillaire. Cela est si vrai que lui-même reste peu
précis, quant à la rapidité du trouble circulatoire : « le sang
spumeux obstrue *bientôt*, dit-il, *la plus grande partie* du
poumon. »

Le sang spumeux, les bulles gazeuses, comme nous le prouverons du reste par de nouvelles expériences, peuvent simplement ralentir la circulation capillaire; or, après l'entrée de
l'air, il y a, nous le verrons, non pas un ralentissement, mais
un arrêt brusque, complet, d'emblée, de toute la circulation; ce
brusque arrêt de l'ondée sanguine ne saurait donc s'expliquer
par la présence de bulles d'air dans les capillaires.

Cette théorie est basée sur des expériences directes au
moins insuffisantes; mais de plus elle contredit ou rend in-
compréhensibles les symptômes observés après l'entrée de l'air.

Ainsi, d'après Poiseuille, la distension des cavités droites est consécutive à l'obstruction pulmonaire.

Or nous verrons aux obs. 14, 15, 16, 36, que la distension de l'oreillette survient d'emblée, dès la première seconde de l'arrivée de l'air; elle n'est donc pas consécutive.

Nous verrons à l'obs. 14, par exemple, cette distension persister, quand déjà le pouls a repris sa force, quand la tension est redevenue plus que normale, c'est-à-dire quand l'obstruction, si elle existe, a cessé.

Nous verrons que la distension se produit d'abord dans l'oreillette et plus tard dans l'artère pulmonaire plus rapprochée cependant des capillaires : l'artère pulmonaire peut même garder son volume normal dans des cas, comme à l'obs. 41, où la mort a été très-brusque; c'est-à-dire dans les cas où elle devrait avoir son volume maximum, puisque l'obstruction a dû être d'emblée très-complète.

Autres faits contradictoires :

Dans les cas d'accidents passagers, nous verrons que le cœur est encore rempli d'air au moment où cessent les accidents circulatoires: le pouls remonte, l'obstruction disparaît donc juste au moment où la distension diminue et où le cœur droit se débarrasse de l'air qu'il contient en le chassant vers le poumon.

Au contraire, dans les cas de mort, la plus grande partie de de l'air injecté a reflué dans les veines, ou reste dans les cavités droites; et cependant l'obstruction a été et est restée complète, malgré les contractions énergiques du cœur droit.

Il y aurait eu obstruction maxima dans les cas où 15 cmc. sur 100 injectés, sont passés dans le poumon; il y aurait eu obstruction peu marquée, très-passagère sur un autre animal plus vigoureux dont le cœur s'est débarrassé en quelques minutes des 100 cmc. injectés aussi brusquement. L'obstruction serait donc en raison inverse de la quantité d'air poussée vers le poumon.

Ce passage du sang spumeux à travers le poumon n'a sûrement qu'une minime importance ; car dans les cas, assez rares, où on l'observe, les troubles ne sont aucunement modifiées. Ainsi Barthélemy, Amussat, M. Bouillaud ont trouvé sur des chevaux tués par entrée de l'air, les cavités gauches tantôt remplies de sang pur, tantôt contenant du sang très-spumeux. Or, dans les deux ordres de cas, les phénomènes ont été les mêmes; dans les deux ordres de cas, l'ondée aortique a été simplement diminuée et a persisté presque jusqu'à la mort.

Nous verrons du reste que la distension des cavités droites par des gaz, et le passage de ces gaz dans les artères pulmonaires ne sont pas deux faits toujours corrélatifs : nous verrons qu'un ventricule droit, dilaté par une assez grande quantité d'air, peut cependant pousser vers le poumon du sang pur ou à peine mêlé de quelques bulles : nous verrons que la disparitions des gaz accumulés dans le cœur droit n'implique pas le passage de ces gaz à l'état libre à travers les capillaires pulmonaires. Conséquemment, de ce que de l'air a été introduit par une veine, on ne saurait conclure que cet air ira nécessairement passer dans les capillaires pulmonaires et ralentir plus ou moins leur circulation.

Une preuve indirecte, quoique suffisante à elle seule pour montrer qu'il n'y a jamais obstruction pulmonaire, a été fournie par Magendie, Amussat, M. Bouillaud, par Nysten, Verrier, Bouley, Ségalas, Marchal, M. Vulpian.

Nous avons vu que Magendie faisait cesser les accidents d'introduction d'air en aspirant avec une seringue, à travers un tube enfoncé vers l'oreillette, une partie de l'air injecté. Nous verrons que la saignée, même des veines éloignées, des sinus crâniens par exemple, produit le même effet : nous verrons que souvent elle ne donne issue qu'à une minime

partie de l'air introduit ; qu'elle excite ou ranime les battements du cœur. Or, comment comprendre qu'une hémorrhagie des sinus crâniens fasse disparaître des embolies gazeuses
pulmonaires ; que l'aspiration par la veine cave supprime un
obstacle qui siége dans les capillaires pulmonaires.

L'hémorrhagie veineuse devrait plutôt produire l'obstruction, puisqu'elle ne donne pas issue à l'air injecté, et qu'en
excitant les contractions du cœur droit distendu, elle doit
faire affluer vers le poumon une plus grande quantité de sang
spumeux.

La théorie pulmonaire étant contredite par tous les faits
physiologiques, nous serions en droit de la rejeter ; mais nous
allons voir qu'elle n'a même pas de base anatomique.

Dans toutes les autopsies, que l'introduction mortelle ait été
lente ou brusque, on trouve les cavités droites distendues et les
veines remplies d'air ; dans la plupart on trouve aussi du sang
très-spumeux, mousseux même dans l'artère pulmonaire et ses
grosses branches dissécables, et il a semblé tout naturel de
penser que cet air accumulé dans les artères pulmonaires
existait aussi dans les capillaires et pouvait obstruer leur
circulation.

Or, nous verrons que, dans certains cas où l'arrêt circulatoire a été très-rapide, c'est-à-dire dans des cas où l'obstruction
aurait dû être maxima, nous n'avons pas trouvé d'air dans
les grosses subdivisions de l'artère pulmonaire.

Le poumon a été disséqué avec soin : l'art. pulmon à sa
naissance contenait de l'air presque pur : le sang est déjà fort
peu aéré au niveau du hile : enfin plus de trace d'air dans le
sang des grosses branches artérielles ou à peine quelques
bulles, comme le prouveront les obs. 30, 36, 37, 41, 46. Le
sang, poussé par le ventricule, ne pouvant être alternativement

pur et spumeux, de ce que les branches artérielles contiennent du sang à peu près pur, on doit conclure qu'il n'est pas arrivé d'air aux capillaires plus éloignés : *et ces capillaires ne contenant pas d'air ne sauraient être obstrués*. L'obstruction manque dans des cas où la chute de la tension, ou la mort a été très-rapide ; c'est-à-dire dans les cas où elle devrait être maxima : et la théorie pulmonaire est dépourvue de base anatomique comme de base physiologique.

Je ne nie pas que le sang spumeux ne puisse ralentir le cours du sang dans les capillaires, et ce ralentissement, jouer comme nous le verrons un rôle quelquefois important : mais ce sang spumeux produit un ralentissement et jamais un arrêt circulatoire complet comme celui constaté par quelques-uns de nos tracés ; en tout cas l'obstruction ne saurait exister dans les cas où l'air n'est pas arrivé jusqu'aux capillaires pulmonaires.

La théorie pulmonaire basée sur un fait physique insuffisant, inapplicable ; en contradiction avec les faits physiologiques et anatomiques, doit être rejetée.

Nous sommes arrivé au terme de cette revue bibliographique sans avoir trouvé une explication plausible ; car je crois avoir montré que ni la mort du cerveau, ni l'arrêt du cœur, ni l'obstruction pulmonaire, ne rendent compte des accidents de l'entrée de l'air.

Nous avons suivi un ordre physiologique qui nous a permis, en groupant les travaux, de joindre à leur analyse la critique des explications émises. Mais il est facile d'indiquer rapidement l'ordre chronologique.

Les anciens Hippocrate, Harder, Camerarius, Redi, Caldesius, Haller, Morgagni, etc. etc., en un mot l'école empirique, et même après elle Bichat et Nysten, ne connaissaient que des faits plus ou moins douteux de développement de gaz vasculaires (obs. 58, 60, 61.) Pour expliquer ces accidents, dès le XVIIe siècle ils firent avec Wepfer, Harder, etc., des insufflations sur les animaux : la question était donc médicale et physiologique. Toutes les théories récentes furent émises, mais à l'état hypothétique, comme toute explication empirique : Hippocrate, Morgani admirent l'*apoplexie* cérébrale ; Harder, Camerarius, Morgagni, etc., soutinrent l'arrêt paralytique du cœur ; la théorie *de l'obstruction pulmonaire* fut indiquée par Boerhaave.

Dans ce siècle et depuis l'école anatomo-physiologique, Bichat développe la *théorie cérébrale*, qui ne reste admise que jusqu'à Nysten : celui-ci en 1813 soutient la théorie cardiaque. La question devient chirurgicale et vraiment pratique en 1806 avec un cas observés sur un cheval, par Verrier ; en 1818 avec le 1er cas d'entrée de l'air spontanée observée sur l'homme par Beauchêne ; Magendie, formule nettement la *théorie cardiaque mécanique* soutenue depuis par les travaux d'Amussat, de Bouillaud, admise par Bérard, Ollivier, etc., etc.

Cette explication si longtemps classique est remplacée peu à peu par la théorie pulmonaire, admise généralement de 1850 jusqu'à l'époque actuelle, quoique la théorie cardiaque conserve des partisans. Longet, etc.

Enfin, ces dernières années, nouvelle réaction avec la théorie cardiaque chimique de M. Oré, qui date de 1863, et la théorie mixte cardiaco-cérébrale de MM. Muron et Laborde en 1873.

Il est facile de voir par ce rapide exposé que le mécanisme des accidents par entrée de l'air est loin d'être scientifiquement établi.

DEUXIÈME PARTIE

Symptomatologie.

Les travaux dont je viens de donner une rapide analyse, non-seulement ne contiennent pas une explication acceptable des accidents par entrée de l'air, mais j'y ai vainement cherché une symptomatologie exacte ; les troubles sont quelquefois indiqués assez complètement, mais ils sont indiqués pêle mêle, sans ordre, sans succession constante.

J'ai voulu dans cette 2ᵉ partie, à l'aide des anciens travaux et surtout de mes propres expériences, établir une description précise, complète, s'appliquant à tous les cas. Dans les phénomènes physiologiques, comme dans les phénomènes physiques, rien n'est livré au hasard ; et malgré des conditions plus complexes, toujours la même cause doit produire les mêmes effets : et on verra en effet que tous les accidents d'entrée de l'air, mortels ou non, lents ou brusques, ont : 1° un point de départ, une cause unique; 2° une marche constante, nécessaire; cette marche est plus ou moins rapide, un symptôme est plus ou moins marqué, nul même, mais jamais un trouble de la 1ᵉʳ période n'apparaîtra à la 3ᵉ ; il y a entre tous les phénomènes une filiation, une succession nécessaire.

Cette constance dans la marche m'a permis de diviser en 4 séries tous les cas d'entrée de l'air.

1° Entrée de l'air, pas d'accidents généraux : trouble cardiaco-vasculaire.

2° Entrée de l'air : trouble vasculaire, accidents d'anémie
. cérébrale ;

3° Entrée de l'air : trouble vasculaire : accid. d'anémie
encéphalo-médullaire ;

4° Entrée de l'air : trouble vasculaire : accidents anémiques;
mort des organes.

1ʳᵉ *Série. Entrée de l'air sans troubles généraux.*

L'air arrivant au cœur brusquement, mais en petite quantité,
ou même en grande quantité, mais lentement et en plusieurs
fois, ne produira aucune espèce de troubles généraux.

L'air arrive brusquement en petite quantité.

Obs. 1. — Samedi 9 octobre 1875. Chien chloralisé : poids, 10 kil. 1|2.
Respiration et pouls assez lents, kymographe à la carotide. Injection brusque
par la veine crurale de 30 c. c. d'air (tracé 1), immédiatement les oscillations
kymographiques deviennent moins marquées, la tension s'abaisse de 3 à 4 c.,
mais lentement; la respiration reste normale, et les oscillations de tension d'origine respiratoire sont un peu plus marquées ; le pouls est assez fort, le cœur
est un peu accéléré, l'aiguille kymographique relevée frotte contre le cylindre;
on arrête le tracé, 1 min. après l'injection. Le cœur, insensible à l'oreille avant
l'injection, est devenu immédiatement après le siége d'un souffle très-fort,
solidien, systolique ; ce souffle produit par la présence de l'air est très-fort au
moment de l'arrêt du tracé ; il persiste encore deux à trois minutes.

30 cmc. d'air injectés n'ont donc produit aucun trouble
général : *l'ondée aortique a diminué, la tension a baissé
légèrement;* mais le pouls a persisté, la respiration est restée
normale. Les seuls troubles directement appréciables sont
purement locaux : 1° *légère* accélération cardiaque ; 2° souffle
systolique, qui persiste assez longtemps. Le trouble capital qui
passe inaperçu, *c'est la diminution de la tension.*

Très-souvent aussi chez les animaux l'entrée de l'air spontanée n'est suivie d'aucun accident appréciable, ou mieux ap-
précié. On trouve dans les expériences d'Amussat, de Bouillaud,

un grand nombre de cas avec bruit de sifflement, de lapement caractéristique de l'entrée spontanée de l'air, où cette péné- tration de l'air dans une veine ouverte, directemement constatée, n'a entraîné aucun accident.

Des faits du même genre ont été observés sur l'homme.

Obs. 2. — (Bégin, *Presse Médicale*, 22 juillet 1837). Tumeur du cou, ouverture de la jugulaire externe, glou-glou caractéristique. Le malade seul, ignorant le danger, continue à parler.

La compression fut faite immédiatement : pas d'accidents.

Obs. 3.—(Rigaud, thèse : quelques faits de pratique chirugicale, Paris, 1836.) — Ligature de l'artère sous-clavière; ouverture d'une veine que je crus être la jugulaire externe, bruit d'aspiration de l'air par trois fois différentes, entendu par les assistants. J'ai vu même, au niveau le vaisseau ouvert, le liquide sou- levé, déplacé par l'air, et cependant pas d'accidents; le malade parle comme auparavant.

L'air introduit en petit quantité, spontanément ou expéri- mentalement, n'entraîne donc aucun accident général. Si l'introduction est très-lente, la quantité d'air pourra être assez grande. Nysten avait déjà indiqué que l'air injecté lentement et *en plusieurs fois* était bien moins nuisible.

Magendie a pu introduire progressivement 40 litres d'air à un cheval avant de le tuer (Leçons de 1836 déjà citées). Muron et Laborde ont fait toute une série d'expériences coufirmatives; ils ont pu en 1 h. 1[2, injecter à un chien jusqu'à 1120 c. c. d'air.

Obs. 4. — Samedi 20 février 1875. Chien chloralisé, kymographe à carotide, injection très-lente par la crurale, de 60 c. c. air, en deux minutes au moins, le tracé (tracé 2) varie à peine, pas de trouble respiratoire ou autre, le cœur n'est pas examiné. 10 minutes après, nouvelle injection lente de 60 c. c., pas de variations du tracé, ce que voyant, injection plus brusque et chute de la tension du pouls.

L'air, à quantité égale, est donc moins nuisible s'il est intro- duit lentement. Mais il ne faudrait pas conclure que l'introduction très-lente peut être presque indéfinie. Tous les expérimentateurs ont noté, sans l'expliquer, que l'air, pour n'être pas nuisible, doit être introduit *en plusieurs fois*, et nous verrons (obs. 31, pl. VI) une injection très-lente produire, en se prolongeant, la chute de la tension, la distension du cœur et la mort avec tous les symptômes de l'introduction brusque.

Il n'en reste pas moins prouvé que l'air peut pénétrer en quantité notable dans les veines, sans produire aucun accident appréciable.

2° *Série. Entrée de l'air. Anémie cérébrale.*

L'introduction d'air est plus considérable, ou plus prolongée : il y a comme dans les cas précédents trouble local cardiaque, et diminution consécutive de l'ondée aortique; mais de plus la chute de la tension est assez marquée pour que les fonctions les plus sensibles, celles du cerveau, soient troublées.

Obs. 5. — Chien moyen curarisé, kymographe à la carotide. Grandes oscillations régulières, 100 par minute, injection jugulaire 60 c. c. assez brusque. Deux à trois secondes après le début de l'injection, chute de la tension, les oscillations sont très-faibles, mais persistent; la chute atteint 5 à 6 cm. de mercure, 6 secondes après l'injection ; plateau, puis la tension remonte, les oscillations doublent au moins de fréquence, redeviennent plus apparentes et la tension est redevenue normale 10 secondes après l'injection, peut-être même un peu augmentée (voir tracé 3).

Dans ce tracé, pris par M. Carville, à peine l'air a-t-il eu le temps d'arriver aux cavités droites, que déjà l'ondée aortique très-diminuée entraînait une chute de la tension. Avec la chute de la tension coincide une accélération du cœur, le pouls, les oscillations sont petites, mais plus fréquentes.

Obs. 6. — Samedi 8 août. Chien curarisé, kymographe à la veine jugulaire droite. Ligne rectiligne de tension veineuse. Injection veine crurale 50 c. c., Immédiatement, au cœur, qu'on n'entendait pas auparavant, souffle très-fort unique, coïncidant avec le pouls des artères mésentériques mises à nu, souffle solidien, et non pas gargouillement. Immédiatement, le pouls de l'artère crurale observé par M. Bochefontaine est devenu très-faible, à peine perceptible, mais très-accéléré. Pas de variations de la tension veineuse. Le pouls reprend sa force, le souffle persiste, puis devient moins fréquent, mais ne cesse complètement qu'après 3 minutes, à ce moment, cœur normal assez lent.

Là encore, trouble vasculaire immédiat, pouls accéléré, mais très-faible, à peine perceptible. Cette chute de la tension entraîne d'ordinaire une *accélération des mouvements respiratoires*, seul trouble observé dans la plupart des cas de cette série.

Obs. 7. — (Amussat, *loc. cit.* p. 14, 6e exp). 4 h. 37, ouverture veine jugulaire d'un chien, lapement. 4 h. 23, respiration anxieuse précipitée. La plaie est fermée, bruit de râpe lointain et prolongé au cœur. 4 h. 48, respiration normale, et cependant toujours bruit de râpe cordiaque jusqu'à 4 h. 56.

Mêmes symptômes dans le cas suivant :

Obs. 8. — (Bouillaud, *loc. cit.* p. 216). 4 h. 3 m., ouverture veine axillaire d'une chienne, lapement, respiration accélérée, embarrassée, bruits du cœur imperceptibles. 4 h. 12, plus de lapement, respiration toujours fréquente. 4 h. 1|4, animal plein de vie, œil animé, léger frisson. 4 h. 1|2, chien remis complètement. 4 h. 3|4, on le tue. Dans l'oreillette et le ventricule droits, sang lie de vin avec petites bulles d'air très-fines, sang écumeux en petite quantité adhérent aux ventricules et en plus grande quantité dans l'artère pulmonaire.

Donc la respiration est accélérée ; mais les autres fonctions ne sont pas troublées, et la gêne respiratoire elle-même peut passer inaperçue, surtout dans les cas chirugicaux mal observés.

Obs. 9. — (Manec, hôpital Sainte-Marguerite, 2 juin 1848). Ligature sous-clavière pour anévrysme, jugul. externe ouverte, sifflement assez aigu, rude, bref, pas de cris, pas de convulsions, tête renversée en arrière, yeux convulsés, face pâle, respiration bruyante, mais facile. L'air introduit ressort en partie par le bout inférieur de la veine et l'accès cesse.

Chez l'homme dont le cerveau est plus sensible, cette gêne

circulatoire, cette chute momentanée de la tension suffit pour produire *une syncope, une perte de connaissance momentanée.*

Obs. 10. — Mussey, de New-York, *Gazette Médicale*, 1838, p. 334). Désarticulation de la clavicule et de l'omoplate. Au moment de la ligature de la veine sous-clavière, bruit de glou-glou léger; des bulles d'air sont vues se précipiter vers la veine. Le malade jette un cri, ses yeux se tournent et restent fixes, cou et face couverts d'une sueur froide, pouls imperceptible, perte de connaissance pendant 8 à 10 minutes. Puis la respiration redevient normale, on continue l'opération; guérison.

Obs. 11. — (Brodie, 1842, extrait de thèse Cormack, citée). Tumeur fibreuse cervicale, jugulaire ouverte, sifflement, défaillance telle qu'on ne pouvait presque plus sentir le pouls, perte de connaissance. Après une demi-heure, la malade se remit peu à peu.

Ces deux cas, surtout le dernier où le pouls est toujours resté perceptible, me paraissent bien devoir être rangés dans cette deuxième série, et on a alors les symptômes suivants :

1° *Diminution de l'ondée aortique* et chute immédiate de la tension, *accélération du cœur*, et, comme résultante, pouls accéléré, mais affaibli;

2° consécutivement, *accélération respiratoire* plus ou moins tardive; dans quelques cas et surtout chez l'homme, *perte de connaissance*, syncope cérébrale avec convulsions des yeux, pâleur, etc.

Les troubles de la deuxième période, caractéristiques de cette deuxième série de faits, l'accélération respiratoire, la syncope, sont souvent peu marqués et peuvent même peut-être dans certains cas, passer inaperçus; les accidents sont en tout cas peu durables, le pouls revient, la tension remonte après un temps variable, mais assez court, l'accélération respiratoire, la syncope, cessent peu à peu, et tout rentre dans l'ordre.

Fait très-important, le pouls est redevenu normal, l'accélération respiratoire a cessé, et cependant il y a encore au cœur un souffle, un bruit de râpe, indice de la présence de l'air, comme le prouvent les obs. 6, 7, 8, 12. *La gêne circulatoire cesse avant que le cœur droit ait chassé tout l'air introduit.*

Ce fait est encore mieux établi par l'observation suivante, où l'on entend le souffle cardiaque, hydroaérique, caractéristique, cinq et sept minutes après l'injection lente.

Obs. 11 bis. — (jeudi 2 décembre 1875). Chien, poids 8 kilos. 4 h. 44, injection lente par la veine crurale, accélération du cœur ; un peu après, accélération respiratoire. 4 h. 45, on cesse l'injection, 50 c. c. ayant été introduits. Souffle cardiaque fort, pouls très-faible, accéléré. 4 h. 50, respiration toujours accélérée, soufle hydroaérique persistant, pouls moins fréquent, plus fort. 4 h. 51, injection encore plus lente de 50 autres c. c., accélération respiratoire et cardiaque plus marquée, pouls à peine perceptible pendant quelques instants, puis appréciable. 4 h. 55, souffle hydroaérique certain, mais peu distinct, comme le battement du cœur. 4 h. 59, on arrête le cœur par l'électricité. 20 à 30 seconde après, contracture généralisée, puis arrêt respiratoire. *Autopsie.* Cœur droit un peu distendu, pas d'air dans les cavités. gauches ou droites, pas d'air dans l'artère pulmonaire et le poumon, pas d'air dans l'aorte, le rein, le foie.

Cette observation est intéressante ; elle montre que l'air injecté en petite quantité, lentement, ne traverse pas les cavités droites sans s'y arrêter, mais au contraire y séjourne pendant 6 à 8 minutes, pour disparaître ensuite, sans laisser de traces dans le sang ; elle montre aussi que ces injections lentes produisent les mêmes troubles cardio-respiratoires, observés après les introductions brusques.

A côté de ces cas types, je veux en placer d'autres où les symptômes sont un peu différents, cas où l'introduction est peu considérable, mais répétée ; la chute de la tension peu marquée à chaque fois, mais multiple. Ces cas, rares en pratique, sont faciles à réaliser expérimentalement.

Obs. 12. — (Nysten, *loc. cit.* expérience 11). Chien. 100 c. c. air en 5 fois pendant 8 minutes. A la 4e injection, pouls rare, faible, sens intact respiration fréquente, laborieuse.

Obs. 13. — Mardi 19 juillet 1875. Chien de taille moyenne, pouls fréquent. Injection en 4 à 6 secondes, 40 c. c.; quelques secondes après, respiration difficile, fréquente. Après 2 à 3 minutes, la respiration est régulière ou à peu près, le souffle cardiaque persiste. Nouvelle injection 50 c. c., nouvelle accélération respiratoire extrême, pas de symptômes cérébraux, pouls assez fort, intermittent, assez rare, moins fréquent que la respiration. J'attends quelques minutes, la respiration est moins fréquente, le souffle cadiaque toujours très-fort; nouvelle injection 40 c. c., nouvelle accélération respiratoire, pouls rare, fort, plein, mais irrégulier. 3 à 4 minutes après cette dernière injection, la respiration devenant moins anormale, j'arrête le cœur par l'électricité. Après quelques secondes, convulsions généralisées, spasmodiques, éjection d'urine, la respiration dure encore quelques secondes, puis devient rare et s'arrête. Pas d'air visible dans les veines pulmonaires, pas d'air dans l'oreillette droite, ni dans les veines caves. J'incise le ventricule droit un peu distendu, il en sort d'abord de la mousse très-finement brassée, en grande quantité, puis du sang peu spumeux, enfin du sang pur. Pas d'air dans les vaisseaux pulmonaires incisés.

Outre que cette expérience prouve bien que l'air s'accumule *et séjourne* dans le ventricule droit aprés la cessation du trouble vasculaire, elle produit des symptômes différents.

La respiration est toujours accélérée, mais le pouls examiné un peu après les injections, dans leur intervalle, est fort et non affaibli ; il est ralenti, intermittent et non accéléré. Disons-le immédiatement, cette différence est due à l'intervention du cerveau ; je prouverai plus loin que l'anémie cérébrale pure produit un ralentissement du cœur avec augmentation de sa force et élévation de la tension. Or ici, après une série d'entrées de l'air et de chutes momentanées de la tension, le cerveau est anémié, modifié. Il excite le cœur, le ralentit et l'empêche de réagir à la façon normale, sous l'influence de l'air.

Cette intervention du cerveau est en somme favorable ; elle rend les contractions cardiaques plus complètes, le pouls plus fort, et c'est par elle qu'on explique qu'après une chute momentanée, la tension puisse s'elever même au-delà de la normale, comme à l'obs. 5 et à la suivante 14. (Tracé IV.)

3ᵉ série. *Entrée de l'air, troubles vasculaires, anémie encéphalo rachidienne.*

Dans d'autres cas d'entrée de l'air, la chute de la tension, au lieu d'être très-passagère, comme dans les cas precédents, pourra être plus complète, plus prolongée ; et alors, après l'accélération respiratoire et la syncope, symptôme de la deuxième période, l'arrêt circulatoire, quoique passager encore, entraînera des accidents plus graves, qui constituent une troisième période, *convulsions des muscles striés et lisses, ralentissement respiratoire.* Ajoutons que cette troisième série comprend deux ordres de faits : les premiers, dans lesquels la cessation des accidents est spontanée, physiologique ; les seconds, dans lesquels elle est obtenue par des moyens thérapeutiques.

Nous l'avons dit, cette série comprend trois périodes d'accidents, la première le trouble vasculaire local, et la deuxième, accélération respiratoire, et syncope, sont les mêmes que que précédemment ; la troisième troubles consécutifs, d'anémie bulbo-médullaire, est seule caractéristique. La première et la deuxième période sont les mêmes.

Obs. 14. — 7 août 1874. Chien curarisé, poitrine ouverte, cœur fréquent, kymographe à la carotide. Injection de 50 c. c. Cet air arrive au cœur, immédiatement l'oreillette devient énorme, et après 3 ou 4 contract de l'oreillette, le ventricule est distendu au maximum. Les contractions du cœur sont accélérées, énergiques, bruyantes, on entend à distance un souffle systolique. Tracé caractéristique (tracé 4); aussitôt après l'injection, chute brusque, subite de la tension, chute qui après 30 secondes environ atteint 8 à 9 c. c.; les oscillations sont devenues à peine visibles, mais non pas nulles. Après 30 secondes, elles deviennent plus fortes, moins fréquentes, irrégulières, la tension remonte, et, une minute environ après l'injection, elle est plus élevée qu'avant de 2 à 3 c. A ce moment, le ventricule est encore très-distendu, peut-être un peu moins ; la tension est régulière, quand, tout d'un coup, les oscillations cessent, la tension baisse un peu. Sans réfléchir, je fais successivement par une sonde enfoncée préalablement dans la jugulaire vers l'oreillette 4 aspirations de 100 c. c. de sang spumeux ; à la 3e les contractions du cœur deviennent plus rares et incomplètes. J'avais tué mon animal en aspirant subitement ces 400 c. c. de sang, et je pus m'assurer que la cessation des oscillations était due à une coagulation dans le tube. Les accidents avaient cessé, la tension était plus que normale, au moment de mon aspiration intempestive.

Cette expérience n'en est pas moins très-importante : *chute immédiate de la tension* durant une minute, pouls affaibli d'emblée, mais visible et accéléré, en un mot tous les symptômes de la première période. Enfin, phénomène que nous n'avions pas encore constaté directement, *distension immédiate de l'oreillette, et bientôt après du ventricule.* Cette distension est du reste constante, même avec de moindres quantités d'air, comme nous allons le voir.

Obs. 15. — Jeudi 18 février 1875. Chien chloralisé, cœur mis a nu, injection assez lente de 20 cmc., les cavités du cœur sont un peu distendues, ses contractions un peu accélérées, l'artère pulmonaire est volumineuse. 40 c. c. sont injectés plus brusquement, la veine cave, les cavités droites sont très-dilatées, l'artère pulmonaire bientôt après devient énorme. Souffle cardiaque, accélération des battements, pas de reflux dans les veines caves. Après 2 à 3 minutes, la distension, l'accélération diminuent. 60 c. c. sont injectés brusquement ; les cavités droites redeviennent énormes, les battements accélérés, mais pas de reflux veineux. Le pouls n'est pas examiné. deux minutes après cette 2e injection, cœur moins distendu, arrêté par l'électricité *Autopsie.* Sang très-spumeux dans le ventricule droit, moins dans l'artère pulmonaire, sang contenant quelques bulles d'air dans les veines pulmonaires.

La distension est donc un phénomène immédiat et constant ; et nous ne l'avons pas notée dans les deux premières séries, simplement parce que, dans les cas indiqués, le cœur n'avait pas été mis à nu : comme l'accélération, elle se produit même si l'air est injecté lentement ; elle ne cesse que peu à peu, et le ventricule droitest encore distendu par l'air après que la tension est redevenue presque normale.

Après la distension l'accélération cardiaque et la chute de la tension, symptômes de la première période, on voit dans quelques cas de cette série, se produire un phénomène important, *le reflux veineux.*

Obs. 16. — Vendredi 24 juillet 1874. Chien curarisé, cœur mis à nu, pouls très-fort, canule jugulaire. Injection 70 c. c. les cavités droites sont immédiatement très-dilatées, les contractions sont très-accélérées, tumultueuses, soufflantes, le pouls est très-faible, presque imperceptible. A ce moment, M. Vulpian qui a bien voulu assister à l'expérience, me fait remarquer la distension énorme de l'artère pulmonaire ; à ce moment aussi, il y a dans la veine cave supérieure un reflux très-fort, distendant toute cette veine, coïncidant rigoureusement avec les contractions du ventricule et non avec celles de l'oreillette, cependant très-énergiques. 1 à 2 minutes après, les cavités droites sont moins distendues, le reflux cave a cessé, le pouls, qui n'est jamais devenu complètement nul est plus fort, l'artère pulmonaire est encore distendue, l'animal se rétablit.

Le reflux veineux est donc survenu après les autres troubles, distension et chute du pouls ; il a cessé quand le pouls est devenu plus fort.

Dans ces cas 14 et 16, avec ou sans reflux veineux, le pouls a été simplement diminué ; il peut dans d'autres cas être d'emblée complètement nul.

Obs. 17. — 20 juillet 1874. Injection brusque par la veine jugulaire, 80 c c.. Immédiatement au cœur qu'on ne pouvait entendre auparavant, gargouillement remplacé aussitôt par un souffle unique, solidien, systolique, battements très-accélérés, pouls à peine perceptible. 30 à 40 secondes après l'injection, inspirations difficiles, rares et profondes, souffle cardiaque toujours intense. Puis le pouls reprend sa force, le ralentissement respiratoire cesse. 8 minutes après, nouvelle injection, 100 c. c., souffle cardiaque très-accéléré, chute complète du pouls, immédiate, respiration accélérée. Nouvel intervalle, cri hydrencéphalique, l'animal urine. Bientôt après, inspirations rares et profondes, pouls toujours nul. Je croyais l'animal mort et cependant bientôt le pouls reparaît, intermittent, faible, puis plus fort, le souffle persiste encore, l'animal revient.

Donc dans ce cas, le pouls a été affaibli à la première injection, nul momentanément à la deuxième ; de plus on a observé de nouveaux *phénomènes*, la *respiration apoplectique, rare, profonde, précédée* dans le dernier cas, de troubles convulsifs, *cri, évacuation d'urine*. Ces troubles convulsifs sont le plus souvent bien plus marqués, il y a contracture générale.

Obs. 18. — (Bouillaud, *loc. cit.* p. 216). Chien affaibli par hémorrhagie. 4 h. 32, ouverture de la jugulaire, lapement. 4 h. 33, accélération respiratoire. 4 h. 34, cri, agitation, éjection d'urine. 4 h. 36, flexion de la tête. 4 h. 37, ra lentissement respiratoire, tremblements, convulsions, surtout du côté droit. 4 h. 39, l'animal cherche à se relever. 4 h. 40, il se promène. Pas d'accidents consécutifs.

Obs. 18 bis. — (Bouillaud, *loc. cit.* p. 231). Ouverture de la jugulaire en des points élevés, introduction, lapements, pas d'accidents ; 2ᵉ ouverture plus inférieure, respiration accélérée, plus tard, ralentie, convulsions générales, mort apparente et cependant l'animal ressucite.

En résumé dans cette troisième série de cas, trois périodes d'accidents : comme le prouvent les les observations précédentes.

Première période : *Distension, accélération du cœur, chute de la tension* ;

Deuxième période : *Cri, accélération de la respiration, reflux veineux inconstant* ;

Troisième période : *Quelquefois convulsions, évacuation d'urine, toujours respiration apoplectique et rare* par anémie médullo-bulbaire. Les convulsions, les troubles d'origine cérébro-bulbaire, sont surtout très-marqués sur l'homme, dans les cas chirurgicaux, *dont la marche est exactement la même.*

La chute de la tension peut ne produire qu'une syncope, et ces cas, nous l'avons vu, se rangent tout aussi bien dans la deuxième série.

Obs. 19.—(Barlow de Blakburn, *Gazette Médicale* 1831). Tumeur squirrheuse de la joue, recouverte de veines variqueuses; au moment de la dissection de la peau, syncope subite, pouls excessivement petit et tremblant, sueurs froides, pâleur effrayante, suspension de la respiration, puis ces accidents cessent, le malade reprend ses sens.

Plus souvent, les convulsions sont considérables, la gêne respiratoire consécutive est très-marquée.

Obs. 20. — (Warren, *Lettre à Gazette Médicale*, 1837, p. 827). 16 octobre 1830. Tumeur squirrheuse du cou, veine ouverte, bruit spécial, le malade crie « je me trouve mal, » visage livide, presque noir, mouvements convulsifs, puis respiration stertoreuse, profonde, apoplectique, pouls très-lent. Les accidents cessent peu à peu, 2 heures d'état semi-apoplectique.

Obs. 21. — (Mott, *Gazette Médicale* 1831). Extirpation parotide, faciale ouverte, gargouillement, respiration difficile, laborieuse, battements du cœur violents, irréguliers, traits contournés, convulsions considérables, qui cessent peu à peu. Il s'écoule une heure avant que le malade puisse articuler un mot, un jour avant qu'il puisse se servir du bras et de la jambe.

On remarquera dans ces cas la forme du pouls, rare, irrégugulier et la persistance d'accidents comateux et paralytiques ; cette persistance observée quelques fois chez des animaux comme nous le verrons à l'obs. 25, est plus fréquente chez l'homme et souvent bien singulière ;

Obs. 22. — (Delaporte, rapport de Larrey, Académie de médecine, 2 janvier 1837). Tumeur du cou, sifflement avec gargouillement. « Ah ! j'ai le sifflet coupé, je suis perdue » dit la femme; accidents nerveux, perte de connaissance, insensibilité, affreuse agonie. Après quelques heures, le sentiment revient, bouche déviée, fourmillement, engourdissement des deux mains; un mois après, le bout des doigts de la main gauche était encore engourdi, la bouche déviée.

Cette constance des accidents convlsifs, leur violence et

surtout la persistance d'accidents comateux ou paralytiques dans les cas chirurgicaux, me parait s'expliquer par la plus grande sensibilité, la plus grande activité nutritive du cerveau de l'homme. Un trouble circulatoire qui sur le chien déterminait des accidents peu marqués, pourra produire chez l'homme des accidents considérables et même une *modification momentanée* de la nutrition cérébrale dont les effets persisteront plusieurs heures : et de même qu'il y a entre les symptômes cérébraux de l'entrée de l'air, pâleur subite, perte de connaissance, insensibilité, convulsions, pupilles dilatées, évacuation d'urine, respiration apoplectique, et les symptômes de l'attaque d'épilepsie, une certaine ressemblance; je ne puis mieux comparer ces troubles persistants *qu'au coma profond post épileptique* (1).

A côté de ces cas où les acccidents ont cessé d'eux-mêmes par un mécanisme que nous aurons à étudier plus loin, plaçons tous les faits *non-contestés* où les accidents déjà mortels ont cessé par un moyen curatif.

Obs. 23. — (Ségalas, Académie de médecine 30 janvier 1838). J'ouvrais la jugulaire d'un chien pour introduire de l'acétate de morphine, l'animal poussa un cri, s'agita, mourut presque à l'instant. *Autopsie.* Veine cave et cœur droit distendus, immobile, ainsi que le gauche. Saignée de la veine cave, issue de sang spumeux, le cœur droit recommence à battre ainsi que le gauche.

Obs. 24. — Vendredi 24 juillet 1874. Sur un chien curarisé, cœur mis à nu qui a déjà reçu 70 c. c. air (obs. 16). Nouvelle injection 100 c. c., distension immédiate, extrème, des cavités droites, contractions très-fréquentes, énergiques, artère pulmonaire distendue. 1 minute environ après l'injection, les

(1) J'indique cette analogie symptomatologique très-réelle sans en faire un argument en faveur de telle ou telle ou telle théorie, celle de M. Brown-Sequard, par exemple. De ce que l'anémie par entrée de l'air produit des accidents épileptiformes, on n'en peut pas moins admettre, avec M. Vulpian, que les éléments nerveux soient, dans certains cas, modifiés directement dans leur nutrition ou même *modifiés moléculairement*, paralysés sans troubles nutritifs véritables, *et cela en dehors de toute modification circulatoire.*

contractions du ventricule droit deviennent plus incomplètes, le cœur est plus rare, enfin le ventricule droit, après 3 ou 4 contractions à peine marquées s'arrête, le ventricule gauche se contracte encore quelques secondes. Pouls nul. 1|2 minute après l'arrêt complet, j'ouvre la veine cave à 4 ou 5 c. du cœur, par cette plaie de 2 à 3 millimètres, jet écumeux, les contractions de l'oreillette droite qui persistaient encore deviennent plus énergiques, et après 3 ou 4 secondes, 1re contraction très-incomplète du ventricule droit, puis 2e, 3e plus fortes, enfin pendant 2 à 3 minutes véritables contractions rhythmiques, énergiques du ventricule, produisant par la plaie veineuse un jet intermittent, d'abord assez fort, 15 à 20 cm. Le cœur gauche se contractait aussi, mais ses contractions étaient peu appréciables. — *Autopsie*. Sang très-aéré dans les cavités droites encore un peu dilatées, l'artère pulmonaire. Air dans la veine cave inférieure, les veines rénales, l'iliaque externe. Pas d'air à gauche.

Dans ces deux cas une plaie de la veine cave a fait cesser *la mort déjà complète et l'arrêt du cœur*.

M. Vulpian a montré que l'ouverture d'une veine éloignée produit le même effet. Après avoir tué des chiens par une insufflation d'air, il les a vus se ranimer une à deux minutes après la mort apparente, si en ouvrant un sinus crânien on donnait issue à une assez grande quantité de sang mêlé d'air (1).

L'effet utile de la saignée ne saurait être plus manifeste que dans les cas suivants.

O_{BS}. 25. — (Bouley, *journal de Magendie* 1821). 4 mars 1829. Saignée jugulaire à un cheval, on cesse la compression, bruit particulier, on ferme la plaie et on ramène l'animal à l'écurie. A peine arrivé, tremblement général, respiration laborieuse, plaintive, pouls petit, accéléré, profonds gémissements, chute de l'animal. Bouley rouvre la veine, la vie renaît, l'animal se relève ; après 5 minutes, pouls plus fort, moins fréquent, respiration moins précipitée, plus étendue. Toute la soirée, sensibilité extrême, prurit violent du côté opposé à la saignée.

O_{BS}. 26. — (Verrier, procès-verbaux de l'école vétérinaire d'Alfort, 1806, p. 9). Saignée de la jugulaire, en cessant la compression sur le bout inférieur, introduction d'air avec bruit de gargouillement. Bientôt, convulsions analogues

(1) Vulpian, Lec. sur l'ap. vaso-moteur, t. I, p. 258.

à celles produites par l'insufflation d'air, ce que voyant, saignée réitérée qui rétablit l'animal.

Cette observation est peut-être le premier cas d'entrée de l'air spontanée, observée sur des animaux.

Dans une série d'expériences, Nysten note que la sortie de tout l'air introduit, ou même d'une quantité notable, avec le sang de la saignée, n'est pas nécessaire pour faire cesser les accidents ; ce fait a été indiqué aussi par Marchal de Calvi.

Obs. 27. — (Nysten, *loc. cit.*, exp. V). Injection 80 c. c. à un chien, après quelques secondes, plus de pouls, cris douloureux, convulsions, grandes inspirations et mort. Ouverture de la veine sous-clavière : l'animal respire, le pouls revient, l'animal se rétablit, quoiqu'il ne se soit échappé par la plaie qu'une petite partie de l'air injecté.

Dans l'observation suivante, M. Bouillaud paraît aussi avoir vu les accidents cesser, sans que l'air eût été évacué ; et de plus, fait curieux, le sang a été fourni par la même plaie où l'air vient de s'introduire.

Obs. 27 bis. — (Bouillaud, *loc. cit.* p. 220). 5 h. 9, ouverture jugulaire respiration embarrassée, l'animal urine. 5 h. 10, on ferme la veine, la respiration se suspend, yeux fermés, mort apparente. On enlève la ligature, il s'écoule une palette de sang, et après 1|2 minute, la respiration devient d'abord convulsive, puis plus calme. 5 h. 16, l'animal étant rétabli, on le place verticalement et alors nouvelle introduction, respiration difficile, l'animal geint, rend ses urines et ses matières fécales. 5 h. 25, il est replacé horizontalement, la respiration se rétablit faiblement, convulsions de tout le corps, cœur lent, assez régulier, mort. — *Autopsie*. Air dans les veines et les sinus du crâne, en grande quantité dans les cavités droites, pas à gauche.

L'action utile de la saignée a même été constatée sur l'homme.

Obs. 28. — (Willis. 1848. Extrait de thèse Cormack). Laryngite chronique. Aiguille à séton dans le cou, sifflement, pâleur mortelle, regard fixe, évanouissement, roideur, puis convulsions, on ferme la plaie. 1|2 heure après, encore quelques convulsions, contraction violente, spasmodique intermittente des muscles respiratoires. Au cœur, bruit d'air et de liquide battus ensemble. On ouvre nne veine du coude ; l'effet fut instantané, très-frappant, avant on ne pouvait plus guère constater le battement du pouls, mais à mesure que le sang coulait, le pouls se raffermissait, la respiration devenait meilleure. Quelques heures après, le pouls était bon, la respiration plus tranquille, avec persistance de trismus et d'opisthotonos, quand à 3 heures survinrent de violentes convulsions, décomposition des traits, mort avec corps livide, très-froid. — *Autopsie.* Jugulaire antérieure ouverte, cœur volumineux, oreillette droite distendue, contenant du sang coagulé, mélangé de bulles fort nombreuses. Sang et air dans l'artère pulmonaire, ventricules vides, hormis un peu de sang fluide.

Je crois que dans ce cas très-curieux, les accidents ultimes sont dus à une complication, production de lésions cérébrales nécrobiotiques, par le fait d'ue anémie trop prolongée, dont nous étudierons plus loin le mécanisme ; peut-être formation d'un caillot et embolie ; plus probablement nouvelle entrée : l'utilité de la saignée n'en a pas moins été très-bien établie. Donc dans tous ces cas, la saignée a fait cesser les accidents cérébraux respiratoires, en agissant sur la circulation ; elle a ranimé les mouvements du cœur dans les obs. 23 et 24 ; elle a rendu au pouls à peine perceptible auparavant ou nul, de la force et de l'ampleur dans les obs. 25, 27, 28. C'est une nouvelle preuve, peu nécessaire du reste, que le trouble circulatoire, la chute du pouls et de la tension est bien le phénomène initial, la cause unique, de tous les autres accidents.

Si maintenant nous résumons les troubles observés dans les deux ordres de faits de cette 3e série ; qui nous l'avons vu, comprend un grand nombre de cas, nous pouvons établir la succession suivante :

1re période. — Distension immédiate des cavités droites (14, 15, 16, 24), maxima d'abord à l'oreillette.

En même temps *chute immédiate de la tension* (tracé IV). Accélération des contractions cardiaques très-énergiques, soufflantes (14, 15, 17, 24, 28), et cependant *pouls très-faible, à peine perceptible* (14, 15, 16, 25, 28) *ou nul* (17, 27).

Ces troubles, distension, accélération cardiaque, chute du pouls, brusques, tardifs, suivant la lenteur de l'entrée de l'air sont toujours simultanés.

2e période. — Puis surviennent les accidents de la 2e période 'l'*accélération respiratoire* (obs. 17, 25, 18, 18 bis), *la syncope* (obs. 19, 22, 28), avec ou sans cri initial (obs. 17, 20, 22, 27).

La chute de la tension se prolongeant, les accidents au lieu de cesser comme dans la 2e série, augmentent; d'autres *fonctions sont troublées* Au cœur, outre la distension immédiate, peut survenir *consécutivement*, un *reflux veineux*, reflux veineux, systolique, très-fort (16, 24) reflux qui, nous le verrons, apparait à une période variable suivant la rapidité de l'introduction.

3e période. — La circulation cérébrale restant trop long-temps ralentie, il se produit des convulsions générales très-fortes, surtout chez l'homme (28, 20, 21, 27, 28) ; puis évacuation d'urine et des matières fécales, convulsion des muscles lisses.

La respiration accélérée à la 2e période devient *apoplectique, rare, profonde* (17, 20, 27, 28), ce trouble respiratoire constant, vient après les convulsions (17, 27)), mais il peut *exister seul* (17, 33, 47), et est donc caractéristique de cette 3e période.

Puis le reflux veineux cesse, s'il a existé ; le pouls reprend de la force ; la tension remonte, elle remonte avec de grandes oscillations, elle remonte au-dessus la normale (trace IV), par suite de l'anémie cérébrale comme nous l'avons indiqué : le tracé est devenu complètement normal, quand le cœur est encore distendu et rempli d'air, comme le prouve suffisamment l'obs. 14. Le trouble vasculaire cesse le 1er, et après un temps toujours assez court ; les autre accidents disparaissent plus tard, quelquefois très-lentement comme aux obs. 20, 24,

22. 25, 28), car la modification nutritive cérébrale, l'altération des *élément nerveux* due à l'interruption momentanée de
la circulation ne se répare que peu à peu ; et le cerveau ne
reprend ses fonctions que longtemps après que sa circulation
est redevenue normale.

4ᵉ série. *Entrée de l'air, trouble vasculaire, anémie cérébrale, mort.*

Les accidents sont les mêmes que dans les séries précédentes : seulement leur persistance entraîne une dislocation des
fonctions, irrémédiable et non plus passagère ; un arrêt de la
nutrition de certains organes incompatible avec leur fonctionnement, au lieu d'un simple trouble momentané. Toujours
*la circulation est la première, la seule fonction directement
modifiée :* il y a chute immédiate de la tension par arrêt de
l'ondée aortique.

Obs. 29. — Mardi 4 août 1874 (tracé V). Chien curarisé. Kymographe à la
carotide. Injection brusque, 80 c. c. : 2 secondes après, chute de la tension ;
4 à 5 secondes après, ondée aortique nulle ; 20 à 25 secondes après, la tension
est à peu près nulle, chute de 13 c. m.; ligne complètement régulière ; et cependant le cœur bat très-fort, ses contractions sont soufflantes, accélérées,
etc.,; 1 minute 1/2 après, le cœur bat toujours ; la ligne de tension, toujours
régulière, s'élève légèrement, puis retombe. Enfin, le cœur devient plus rare,
s'arrête, le souffle cesse ; et, à ce moment, nous arrêtons le tracé 2 minutes 1/2
après l'entrée de l'air, et la chute de la tension (tracé V). — *Autopsie.* Air dans
toutes les veines : contractions persistantes, non soufflantes de l'oreillette ;
distension considérable des cavités droites, etc.

Obs. 30. — Vendredi 4 février 1875. Chien curarisé. Poitrine ouverte ; fil
passé sous l'artère pulmonaire : hémodynanomètre dans la carotide ; tension
= 16. Injection de 80 c. c. d'air ; immédiatement distension extrême des cavités
droites, accélération cardiaque : 7 à 8 secondes après l'injection, tension = 10;

plus d'oscillations : je lie l'artère pulmonaire et oublie de faire cesser la respiration artificielle immédiatement. Le cœur, d'abord très-accéléré, distendu,
se ralentit, s'arrête après 1 minute 1/2. — *Autopsie*. L'artère pulmonaire gauche a été seule liée : je l'ouvre, elle ne contient plus de sang, est apiatie : le
poumon gauche est anémié ; je l'incise et fait refluer par pression le sang contenu dans ses vaisseaux : ce sang est liquide, non brassé, mêlé seulement de
quelques bulles d'air. L'artère pulmonaire droite et ses branches sont dilatées
par du sang très-spumeux ; le poumon droit n'est pas exsangue.

Après ces deux introductions brusques, il y a donc eu une
chute immédiate de la tension, avec suppression presque
instantanée de l'ondée aortique : mais, si l'introduction est
plus lente, *la chute de la tension sera plus tardive* ; cette chute
de la tension étant déjà très-considérable, l'ondée aortique
n'est que diminuée.

Obs. 31. — Samedi 18 septembre 1875 (tracé VI). Chien, 13 kil., chloralisé,
un peu affaibli par des hémorrhagies. Kymographe à la carotide, pouls
très-fréquent, jugulaire découverte au milieu du cou. Injection lente par la
veine crurale : le cœur est troublé, la ligne de tension est moins régulière.
1 minute après seulement, 50 à 60 c. c. étant injectés, la tension commence à
baisser ; on continue l'injection lente, la tension baisse toujours ; les oscillations, le pouls reste très-marqué peut-être un peu plus lent. A peu près au bout
de 3 minutes, 140 c. c. ayant été introduits, le pouls, l'ondée cesse complètement ; la tension, à peu près nulle, est indiquée par une ligne régulière, avec
quelques oscillations d'origine respiratoire. A ce moment, la respiration très-
accélérée, bruyante aux premières minutes, devient rare, profonde ; il y
a deux inspirations très-éloignées, puis plus rien : j'arrête l'injection et le tracé,
croyant l'animal mort. Mais je vois le cœur se contracter énergiquement, soulevant la poitrine et l'abdomen : ces contractions sont assez rares, mais violentes ; il y a même encore deux inspirations agoniques avec soulèvement de la
tête et baillement ; le cœur battant encore, quoique le pouls soit toujours nul,
j'essaie, 1 à 2 minutes au moins après l'arrêt du tracé, de ranimer l'animal par
la respiration électrique, inutilement. La jugulaire, examinée plusieurs fois
les deux premières minutes, n'avait pas présenté de pouls veineux, de reflux
appréciable. *Autopsie immédiate*. — En ouvrant la poitrine, je pique la sous-
clavière, il en sort du sang mêlé d'air : je la lie. Sang très-rouge dans les veines
pulmonaires. Au cœur gauche, pas de trace d'air ; caillot rouge dans le cœur

gauche ; autre caillot remplissant toute l'aorte, sans air emprisonné. Sang très-spumeux dans l'artère pulmonaire ; oreillette et ventricule droit très-distendus, quoique moins que dans d'autres cas. Mousse spumeuse en grande quantité, liquide rouge et caillot emprisonnant de l'air dans le ventricule droit. Caillot mêlé d'air dans toute la veine cave inférieure. Air presque pur dans la veine cave supérieure : bulles très-nombreuses dans les azygos ; les jugulaires à leur origine, la sous-clavière, les veines coronaires, les veines rénales. Je comprime légèrement le ventricule droit, l'air reflue dans l'oreillette et la veine cave supérieure, et non dans l'artère pulmonaire ; la distension se reproduit une fois la compression cessée. Je comprime plus fort, le ventricule et la veine cave se vident en partie par une petite veine azygos : la distension ne se reproduit plus. Les contractions de l'oreille droite ont persisté plusieurs minutes pendant l'autopsie. (Voir tracé VI) (1).

En résumé, dans ce cas, la chute de la tension est survenue 1 minute après le commencement de l'entrée de l'air : le pouls a persisté 3 minutes, et non pas quelques secondes, comme dans les obs. précédentes. Mais la chute de la tension, brusque ou tardive, reste toujours le trouble initial. Que le pouls soit nul d'emblée, ou devienne nul plus tardivement : les symptômes restent les mêmes comme le prouvent les observations suivantes :

Obs. 32 (Nysten, *loc. cit.*, p. 39). — Chien. Injection brusque, 70 c. c. Après quelques secondes, cris, pouls insensible, agitation violente, opisto-tonos, éjection des urines et des matières fécales, quelques inspirations rares, et mort. Poumons sains : cœur droit distendu.

Le pouls peut aussi être nul d'emblée dans certains cas chirurgicaux très-rapides.

Obs. 33. (Gastara, Strasbourg). — Ablation tumeur épaule droite; glouglou

(1) L'examen de ce tracé VI confirme un fait trop souvent oublié : c'est qu'on ne peut déduire le volume de l'ondée cardiaque de l'amplitude des oscillations du pouls et du kymographe. Dans ce cas le volume de l'ondée diminue bien, puisque la tension devient presque nulle, et cependant les oscillations restent très-marquées, et sont même augmentées.

précipité, yeux renversés, pâleur extrême ; pouls insensible ; 2 fortes inspira-
rations distantes l'une de l'autre, et mort presque instantanée. — *Autopsie*.
Veine sous-scapulaire ouverte; oreillette,ventricule droit, crépitants, distendus
par une grande quantité d'air. Aorte et artères affaissées, vides ; on ne peut
voir si elles contiennent de l'air.

Plus souvent cependant, *le pouls est d'abord simplement affaibli* dans les cas chirurgicaux comme dans l'obs. 31 : car l'air
aspiré par une plaie assez étroite arrive au cœur assez lentement.

Obs. 34. (Ulrich, de Coblentz). — Ablation, tumeur thoracique, jugulaire
interne ouverte ; 2 sifflements; cri, mouvements convulsifs de la face, opistho-
tonos, pouls très-petit ; respiration rare, mort en moins de 1 minute.
— *Autopsie*. Oreillette droite très-dilatée par de l'air presque pur ; ailleurs
sang noir et liquide.

Obs. 35. (Beauchêne, hôpital Saint-Antoine, 1818. *Journal de Magendie*,
t. II). — Lemel : tumeur de l'épaule ; on scie la clavicule, bruit spécial, un
aide y porte le doigt, il cesse. Le malade dit : « Mon sang tombe dans
mon corps, je suis mort. » Pâleur, renversement de la tête ; yeux fixes, ne dis-
tinguant plus les objets ; respiration facile, bruyante. Pouls petit, fréquent,
irrégulier ; sueurs froides, quelques mouvements convulsifs. Après différentes
tentatives, on fit le pansement ; les symptômes s'aggravèrent. Ce malade mourut
un quart d'heure après l'opération. — *Autopsie*. Poumons sains, crépitants ;
jugulaire externe ouverte : tous les vaisseaux du cerveau visibles contenaient
de l'air, 4 cavités du cœur vides de sang.

Donc, aussi bien sur l'homme que sur les animaux, après
l'introduction soit spontanée, soit expérimentale, il y a un
trouble vasculaire, une chute de la tension, indiquée directement par les instruments enregistreurs, ou indirectement par
l'examen du pouls. Cette chute de la tension, du pouls, est plus
ou moins rapide suivant la rapidité de l'introduction.

Mais à quoi est dû ce ralentissement ou cet arrêt de l'ondée
aortique. Dans cette série, comme dans les autres, la chute de
la tension coïncide avec la *distension des cavités droites, l'accélération du cœur*.

Obs. 36. Vendredi 19 février 1875. — Chien chloralisé, de très-petite taille, cœur mis à nu. Hémodynamomètre à la carotide. Injection crurale, 40 c. c. immédiatement distension extrême de l'oreillette ; quelques secondes après, distension maxima du ventricule, contractions très-accélérées, énergiques ; 7 à 8 secondes après, chute de la tension de 8 à 9 c. c. ; j'arrête le cœur par l'électricité. — *Autopsie*. Sang très-spumeux à l'origine de l'artère pulmonaire, contenant à peine quelques bulles au niveau du hile : les branches découvertes, solées à 1 à 2 c. m. du hile, sont remplies de sang pur sans aucune trace d'air. Air dans toutes les veines.

Cette distension *successive* des cavités droites, indiquée plus haut, ne peut être observée si l'injection d'air est très-brusque : le gaz est poussé directement dans les deux cavités.

Obs. 37. Mardi 16 février 1875. — Chien chloralisé. Poitrine ouverte. Hémos dynamomètre dans la carotide ; fil sous l'artère pulmonaire. Injection brusque par la crurale de 100 c. c. ; non-seulement l'air distend immédiatement le deux cavités droites, mais il est poussé jusque dans la veine cave supérieure, et il en sort immédiatement par une petite veine azygos ouverte. Chute immédiate de la tension ; je lie l'artère après 7 à 8 secondes et oublie encore d'arrêter la respiration artificielle. — *Autopsie*. L'artère pulmonaire gauche a été seule liée ; le poumon gauche est exsangue (1), à cause de la prolongation de la prolongation de la respiration ; son parenchyme sectionné donne par pression, au niveau de la section de 2 artères, un peu de sang mêlé de quelques bulles d'air, mais en somme assez pur. Mousse sanguinolente dans les artères droites.

Je n'insisterai pas plus longtemps sur cette distension immédiate, successive des cavités droites, et sur l'accélération cardiaque : ces observations et beaucoup d'autres (29 35 38 41 etc.), établissent suffisamment leur constance.

Donc *distension, accélération cardiaque*, coïncidant avec la chute de la tension, avec l'arrêt brusque de l'ondée aortique ou mieux *pulmonaire*, tels sont les phénomènes initiaux.

J'ai dit arrêt de l'ondée pulmonaire, et en effet les observations 30, 36, 37 et aussi 44, 56, prouvent qu'il n'est souvent passé

(1) Ce fait et l'observation 30 prouvent, ce qu'on sait du reste, que les mouvements respiratoires jouent un grand rôle dans la circulation pulmonaire : dans ces deux cas, il suffit, pour vider le poumon gauche, de quelques mouvements de respiration artificielle.

qu'une petite quantité d'air dans le poumon ou mieux dans l'artère pulmonaire quand la chute de la tension est déjà très-marquée, et le ventricule rempli d'air.

Cette suppression aussi brusque de l'ondée ventriculaire droite, produit une accumulation de sang dans les veines, une augmentation immédiate de la tension veineuse.

Obs. 38. — Samedi 8 août 1874. Chien curarisé. Canule kymographique dans la veine jugulaire. Après une première injection qui n'a produit qu'une diminution du pouls et pas de variation veineuse, nouvelle injection crurale, 100 c. c. Après quelques secondes, élévation de la ligne de tension veineuse de un centimètre. Battements cardiaques très-accélérés, soufflants ; après une à deux minutes, ils paraissent se ralentir ; nouvelle injection de 100 c. c.; nouvelle accélération, pas de variation veineuse, pouls nul sur les artères mésentériques mises à nu. M. Bochefontaine me dit : je sens à la crurale gauche une sorte de soulèvement, de gargouillement intermittents. Ce doit être du pouls veineux. A ce moment, les contractions du cœur se ralentissent et s'arrêtent. — *Autopsie.* Air en grande quantité dans les veines coronaires, cave supérieure, sous-clavière : air en grande, quantité dans la veine crurale gauche et jusque dans la poplitée. Cavités droites très-distendues. Peut-être quelques bulles d'air dans l'aorte.

Nous voyons indiqué dans cette observation le reflux le pouls veineux, coïncidant avec un pouls artériel nul : mais ce n'est pas à ce reflux qu'est due l'augmentation de la tension veineuse.

L'ondée aortique étant devenue nulle, l'inégalité de pression, seule cause, comme l'a bien montré E. Weber, du mouvement du sang entre les deux vases communiquants artériel et veineux, ne cesse que peu à peu, et du sang continue à affluer par les capillaires vers les veines. Même si l'entrée de l'air est très-brusque, et le pouls subitement supprimé, la chute de la tension est progressive, *le sang ne s'arrête que peu à peu dans le système vasculaire,* comme le prouve du reste l'expérience suivante.

Obs. 39. Mardi 22 juillet 1874. — Chien normal ; canule à l'artère crurale ; je l'ouvre incomplètement, jet saccadé. Injection brusque,

160 c. c. air; immédiatement après, le jet artériel devient régulier et diminue. Au cœur, insensible à l'oreille auparavant, souffle très-intense, très-
fréquent, solidien. La respiration, d'abord accélérée, devient rare, profonde et
enfin s'arrête après 3 ou 4 inspirations très-éloignées. Le souffle cardiaque est
ralenti, moins intense, enfin il cesse plusieurs secondes après l'arrêt respiratoire, 1 minute à 2 après l'injection. A ce moment, le sang ne coule plus qu'en
bavant par la canule ; mais la chute de l'ondée n'a été que progressive, et non
pas subite. — *Autopsie*. Contractions énergiques, incomplètes, non soufflantes
de l'oreille droite, faisant refluer le sang spumeux dans les veines, mais sans
effet utile de progression. Air dans toutes les veines coronaires, jugulaire gauche, crurale, rénale ; sang mousseux dans l'artère pulmonaire, les veines caves,
les cavités droites, très-distendues.

M. Muron et Laborde ont aussi observé cet arrêt du sang artériel.

Obs. 40. — (*Société de biologie*, 1er mars et 29 mars 1873). Injection brusque
de 100 à 200 c. c. ; après quelques secondes, cri plaintif, yeux fixes, pupilles
dilatées, mouvements convulsifs, arrêt respiratoire et mort. Sur la jugulaire
mise à nu, on voit, aussitôt l'air arrivé au cœur, un remou de gaz et de liquide ;
cette veine se distend outre mesure par suite de ce remou, et à ce remou,
succède un mouvement de va et vient, sorte de flux et de reflux qui ne tarde pas
à s'arrêter complètement. L'artère carotide s'aplatit, et si on vient à l'ouvrir,
c'est à peine s'il s'en écoule du sang ; l'aiguille cardiaque ne donne plus que
quelques légères ondulations, etc. — *Autopsie*. Ventricule droit distendu par le
sang spumeux ; pas d'air à gauche, à moins d'exception.

MM. Muron et Laborde notent donc ces trois phénomènes
très-importants, l'arrêt des battements cardiaques, l'arrêt du
sang artériel, le reflux veineux suivi de flux et reflux, sans
indiquer leur succession ; il y en a pourtant une et très-pré-
cise ; et après avoir étudié la tension artérielle et veineuse, le
pouls artériel, dans leurs modifications, insistons sur *le reflux
veineux*, phénomène très-important.

Obs. 41. — Mardi 2 août 1874. Fort chien curarisé. Poitrine ouverte ; injection, 100 c. c. En 2 à 4 secondes, les cavités droites doublent, triplent de
volume ; cessation immédiate du pouls mésentérique ; contractions cardiaques
très-accélérées, soufflantes, énergiques. Quelques secondes, 6 à 8 au moins

après la distension, je vois dans la veine cave une ondée spumeuse très-forte, coïncidant avec la contraction ventriculaire droite très-énergique, quoique incomplète ; les cavités auriculo-ventriculaires, devenues énormes, sont très-imparfaitement effacées à chaque contraction. Pas de distension de l'artère pulmonaire. 1 m. et 1/2 après l'injection, les contractions ventriculaires, le souffle, le reflux dans la veine cave sont moins énergiques. 2 m. à 3, le cœur est très-ralenti, l'oreillette énorme, violacée; enfin, le ventricule droit s'arrête après 3 ou 4 contractions éloignées, si peu marquées qu'il n'y a pas de reflux ; puis, plusieurs secondes après, le ventricule gauche. — *Autopsie.* Contractions persistantes de l'oreillette très-incomplètes, et cependant produisant un remou alternatif, un flux et reflux. Pas d'air dans les veines pulmonaires, le cœur gauche. Sang très-spumeux, mousseux à l'origine de l'artère pulmonaire, mais déjà presque pur, à peine mêlé de rares bulles d'air au niveau du hile. Cavités droites distendues par une mousse sanguinolente : air dans les veines coronaires, rénales, crurales, etc.

Le reflux veineux se produit donc après l'arrêt du pouls et la chute de la tension ; dans ce cas brusque il est survenu au bout de 6 à 8 secondes, mais il peut être bien plus tardif. Ainsi, observation 31, 2 minutes après le début de l'introduction lente. 1 minute 1/2 après la chute de la tension, je n'avais pas vu de reflux jugulaire ; et cependant il s'est produit à la dernière période ; puisque les veines contenaient de l'air.

Le moment où ce reflux veineux devient appréciable à la vue varie donc avec la rapidité de l'introduction. Aux observations 16, 40, 41, où l'injection a été brusque, ce pouls veineux a été observé après quelques secondes ; il n'a pu être constaté à l'obs. 31, quoiqu'il ait sûrement existé; enfin, nous le voyons, dans les expériences suivantes, apparaître plus on moins tardivement, suivant la lenteur de l'injection.

Obs. 41 bis. — Mercredi 21 octobre 1875. Chien curarisé. Poids, 12 kil. 1/2. Cœur mis à nu. 4 heures 30. Injection jugulaire assez lente, 20 c. c. ; avant même la fin de l'injection, distension du ventricule droit qui paraît se vider incomplètement; accélération cardiaque, souffle très-fort; pouls accéléré, ne paraissant pas diminué : 4 heures 32, ces symptômes persistant, nouvelle injection demi-lente de 30 c. c. La distension augmente; contractions toujours accélérée et incomplètes ; pouls accéléré, artère pulmonaire très-dilatée. 4 heures 36, ventricule toujours distendu par l'air et se vidant très-incomplètement, comme je m'en assure en le touchant ; contractions moins fréquentes. 4 heures 38, ces symptômes persistent, quoique diminués. Injection, 70 c. c. en 15 à 20 secondes. Les cavités droites énormes masquent le cœur gauche ; elles se contractent énergiquement, très-incomplètement ; plus de pouls à l'artère mammaire interne ; je touche les vaisseaux cruraux, mon doigt est soulevé : j'incise à la hâte, et je vois l'artère aplatie ; au contraire, la veine crurale distendue se dilate considérablement à chaque contraction du ventricule... Puis cette distension devient moins marquée, plus rare ; enfin le cœur s'arrête à 4 heures 40. — *Autopsie.* Ventricule droit et oreillette distendue par de la mousse ; air dans les veines rénales, coronaires, sous-clavières, mais pas dans les crurales, au point où le reflux a été constaté. Pas d'air à gauche.

Dans cette observation, nous voyons les deux premières injections, lentes et peu abondantes, produire une distension légère des cavités droites avec accélération et affaiblissement du pouls, et ces symptômes persister assez longtemps. La troisième injection, plus considérable, augmente la distension, et alors nous voyons survenir deux phénomènes nouveaux, chute du pouls artériel, pouls veineux.

Cette succession est encore mieux indiquée dans l'expérience suivante.

Obs. 41 ter. — Mercredi 7 octobre. Chien normal. Abdomen, cerveau découverts. 5 heures, injection très-lente, jugulaire ; au bout de 30 à 40 secondes, 20 c. c. étant injectés, on entend, même à distance, un souffle cardiaque intense fréquent. 5 heures 2 minutes, 60 c. c. étant injectés, souffle très-fort, cœur accéléré ; pouls affaibli, pas de reflux veineux. L'Injection continue.

40 secondes après, 80 c. c. étant introduits, reflux veineux très-fort, le pouls artériel est encore appréciable ; on interrompt l'injection vers 5 heures 3 minutes, 110 c. c. ayant été introduits ; le reflux veineux diminue, cesse ; les autres accidents persistent. A 5 heures 5 minutes, nouvelle injection moins lente, le reflux veineux reparaît intense, fréquent, le pouls artériel cesse. Pas de convulsions, ni d'évacuations. 5 heures 6 minutes, le reflux est moins fréquent ; la respiration s'arrête, et quelques instants après, le cœur ; ainsi que le reflux dans la veine cave. — *Autopsie.* Air dans toutes les veines rénales,

crurales, coronaires, etc.; cœur droit très-distendu par une mousse sanguinolente ; caillot dans le ventricule droit. Air dans l'artère pulmonaire, pas d'air à gauche.

Ainsi donc, dans ce cas d'injection lente, 60 c. c. étaient déjà introduits ; le pouls artériel était affaibli, et cependant pas de reflux veineux. Ce reflux n'est survenu qu'après plus de 2 minutes d'introduction, quand la distension a été assez considérable ; il a cessé avec l'injection pour reparaître avec elle ; et alors, le pouls artériel ayant aussi cessé, le pouls veineux a persisté jusqu'à la mort.

Dans l'expérience suivante, l'air a été introduit encore plus lentement ; les troubles sont restés les mêmes.

Obs. 42. — Mardi 8 décembre 1875. Chien curarisé et strychnisé : respiration artificielle. Poids 7 kilog., 3 heures 25, injection jugulaire en 3 à 4 minutes de 50 c. c. d'air; ensuite le cœur est accéléré, le pouls un peu diminué ; souffle cardiaque, intense. 3 heures 33, pouls moins rare ; souffle hydroaérique toujours très-net ; je prends par la carotide 30 c. c. de sang ; ils ne contiennent pas trace d'air. 3 heures 35, injection en 1 minute de 50 c. c. ; pouls artériel nul, doigt soulevé par la veine crurale. 3 heures 37, ralentissement et arrêt du cœur et du pouls veineux crural. — *Autopsie.* Pas d'air dans le rein, l'aorte, les cavités gauches. J'ouvre l'artère pulmonaire, ses grosses branches ; elles sont vides ; je sectionne et comprime le parenchyme pulmonaire; de certains gros vaisseaux, sort du sang pur : d'autres, du sang peu spumeux. Mousse sanguinolente dans le ventricule droit, air dans les veines précardiaques.

Il est donc bien prouvé que le reflux veineux n'est pas appréciable dans les cas où le pouls artériel est seulement diminué; que ce reflux survient quand le pouls artériel devient nul, quand la quantité d'air injectée est assez considérable et les cavités droites assez distendues ; conséquemment ce reflux est rapide si l'air est introduit en grande quantité ; tardif, si l'air est introduit lentement.

Pour moi, comme pour MM. Muron et Laborde, il est constant dans les cas mortels ; puisque à toutes les autopsies d'introduction spontanée ou expérimentale, on retrouve de l'air *dans toutes les veines précardiaques,* comme le prouvent les observations 31, 35, 38, 39, 40, 52, 42, 43, 44, 45, etc., mais il est difficile à observer, si on ne le recherche pas ; il me paraît cependant avoir été constaté chez l'homme.

Obs. 42 *bis.* — (Gorré. Boulogne 1842. *Annales de chirurg. franç. et étrang* p. 296). — Ablation tumeur latérale du cou : bruit spécial, glouglou. Pâleur respiration accélérée, cri plaintif « je me meurs. » On essaie la compression thoracique. Durant quelques minutes, 5 à 6 après la mort, flux et reflux dans la jugulaire droite. *Autopsie.* Oreillette et ventricule droits distendus par du sang spumeux ainsi que les veines caves, sous-clavière, brachiale, les vaisseaux de la face convexe du cerveau. Pas de sang dans le ventricule gauche.

Désirant bien établir les faits qui doivent servir de base à une nouvelle explication j'ai insisté trop longuement peut-être sur ces troubles cardiaques locaux et leur succession. Nous avons donc :

1° Presque en même temps : *distension des cavités droites,* diminution ou suppression de l'ondée aortique ; *chute de la tension artérielle* et augmentation de la tension veineuse ; accélération cardiaque.

2° *Reflux veineux systolique* plus ou moins rapide.

J'ai placé le reflux veineux à côté des autres troubles cardiaques, bien qu'il puisse, dans quelques cas, survenir après quelques-uns des symptômes consécutifs que nous allons rapidement analyser.

Ces symptômes généraux de l'entrée de l'air sont consécutifs du trouble circulatoire, de l'arrêt du sang : cet arrêt, nous l'avons vu, est toujours progressif, même dans les cas les plus brusques, et on peut lui admettre quatre périodes :

1° Le cœur est distendu ; *la tension s'abaisse,* mais reste compatible avec les fonctions.

2° La diminution de la tension devenue plus marquée entraîne *l'anémie cérébrale.*

3° Le ralentissement est plus complet, les autres fonctions sont troublées. *Anémie bulbo-médullaire.*

4° Le *sang s'arrête*, cesse de circuler, et les *organes meurent.* Cette quatrième période est la seule caractéristique des faits de la quatrième série.

Dès que le sang commence à se ralentir, la *respiration s'accélère.* Cette accélération, bien indiquée déjà obs. 31 et 42, est toujours le premier trouble observé à distance.

Obs. 43. — (Bouillaud, *loc. cit.* 18e expérience). 3 h. 20. Jugulaire droite d'un chien ouverte; 3 h. 22, accélération de la respiration, anxiété, cris. 3 h. 20, il essaie de se relever, puis retombe. 3 h. 35, convulsions, cris, évacuation d'urine et de matière fécale, hurlement, langue pendante. 3 h. 37, cessation de la respiration et mort. — *Autopsie.* Cavités droites distendues : quelques bulles à gauche. Pas d'air dans l'art. crurale, air dans la veine correspondante; la piqûre de la veine-cave infér. spumeuse fait affaisser le cœur droit.

Obs. 44. — (Amussat *loc. cit.*, 1re expérience). Ouverture v. jugulaire d'un cheval, respiration accélérée, tremblements, chute après 3 minutes, hennissement, convulsions, mort 14 minutes après l'ouverture. — *Autopsie.* Pas d'air dans les cavités gauches et les artères : écume à droite, air dans les veines cave inférieure, fémorale, cérébrale et sinus.

L'accélération respiratoire est donc le premier trouble *consécutif,* aussi bien dans les cas mortels que dans les cas d'accidents généraux, passagers, de la deuxième et de la troisième série où nous l'avons déjà étudiée.

Cette accélération survient avant la perte de connaissance, avant la chute qui, chez les animaux, correspond à la perte de connaissance, comme le prouvent les obs. 42 et 44 ; mais souvent elle passe inaperçue surtout si les accidents sont très-brusques comme dans les cas chirurgicaux.

Obs. 45. — (Roux. *Journ. des connaissances-medico-chirurgicales.* 7 septembre 1836). Désarticulation de l'épaule : tout d'un coup, bruit entendu de quelques assistants, pâleur, syncope, mouvements convulsifs, épileptiformes, et mort. — *Autopsie.* Ventricule droit mou, distendu : globules gazeux dans les veines coronaires ; veine cave inférieure spumeuse.

Chute de la tension plus marquée ; ralentissement circulatoire entraînant 1° *l'accélération de la respiration;* 2° la *syncope* cérébrale, la perte de connaissance, indiquée, chez les animaux, par une chute (obs. 44, 43), des gémissements ; chez l'homme, par un cri (22, 34, 35, 42) ou par la pâleur (28, 33, 35, 42, 45) ; tels sont les symptômes de la deuxième période.

Troisième période, Anémie bulbo-médullaire. La chute de la tension, plus ou moins rapidement, suivant que l'introduction est lente ou brusque, *se complète;* et le sang circule à peine dans les capillaires. Des troubles plus graves surviennent.

Le cerveau, incomplètement paralysé à la deuxième période, cesse complètement ses fonctions, et cet arrêt fonctionnel coïncide avec une excitation de tout le système *bulbo-médullaire* et du grand sympathique. Il y a *convulsions généralisées* des muscles volontaires (obs. 32, 34, 43, 44, 45), et *contraction des muscles lisses*, évacuation d'urine et de matières fécales (32, 43, 46), dilatation pupillaire.

Ces convulsions sont bien un symptôme de la troisième période, car elles surviennent après la syncope (45, 35), après la chute (43, 44), *a fortiori* après l'accélération respiratoire (43, 44, 45). Même dans les cas très-brusques , les convulsions se produisent 1/2 minute au moins après la chute du pouls.

Obs. 46. — Jeudi 10 février 1875. Chien, injection crurale 100 c. c. ; 4 à 5 secondes après, chute complète du pouls. 25 à 30 secondes, convulsions généralisées ; 50 secondes après, la respiration s'embarrasse, devient rare, profonde ; à ce moment l'animal urine : plus de convulsions : les mouvements respiratoires sont rares, difficiles, et après 3 ou 4 inspirations très-éloignées, s'arrêtent, 1 m. 1/2 depuis le début.— *Autopsie.* Pas d'air dans les cavités gauchesles voies pulmonaires. Cavités droites très-distendues, sang spumeux dans les veines thoraciques, mammaires, jugulaires, coronaires, crurales. Sang mousseux à l'origine de l'artère pulmonaire, presque liquide, contenant à peine quelques bulles au niveau du hile. Le poumon droit sectionné ne donne du sang mêlé à

de rares bulles d'air qu'au niveau des sections artérielles. Les artères disséquées
à gauche contiennent du sang pur, à 2 ou 3 cent. du hile.

Cette expérience montre de plus que l'excitation du grand
sympathique est la plus tardive. Dans ce cas, comme dans les
cas 32, 43, l'évacuation d'urine et de matières fécales est survenue assez longtemps après les convulsions ; cette excitation
du grand sympathique est constante à cette troisième période ;
si les accidents sont passagers, elle produit ces grandes oscillations du pouls avec ralentissement, constatées (tracé IV) au
moment où la tension redevient normale ; si les accidents
deviennent mortels, l'excitation de tous les vaso-moteurs
détermine un reflux vers les artères et une légère élévation de
la ligne de tension indiquée tracé V.

Après ou pendant les troubles convulsifs d'anémie cérébrale,
survient un trouble respiratoire due à l'anémie bulbaire. La
respiration accélérée, bruyante à la deuxième période, devient
rare, profonde, apoplectique à la troisième, comme le prouve
les obs. 31, 32, 33, 34, 39, 46, soit sur l'homme, soit sur les animaux.

Ce ralentissement respiratoire est toujours plus tardif que
les convulsions.

Obs. 47. — 20 juillet 1874. Sur un chien incomplètemeut remis de deux
autres introductions (observation 17), injection de 60 c. c. Accélération du
cœur : pouls nul; plusieurs secondes après, troubles convulsifs généraux,
assez prolongés; ils cessent, la respiration est devenue rare, les inspirations
profondes, difficiles ; enfin elles cessent. — *Autopsie.* Contractions persistantes
de l'oreillette; pas d'air à gauche, air pur spumeux dans l'artère pulmonaire,
dans les cavités droites très-distendues ; bulles nombreuses dans les veines
caves inférieures, crurales, rénales, coronaires (voir aussi 32, 34).

Le ralentissement respiratoire plus tardif est aussi plus constant que les convulsions ; il peut constituer le seul trouble
appréciable de la deuxième période, comme le prouvent les
obs. 39, 33 et les suivantes.

Obs. 48. — (Jeudi 25 juin 1874, leçon pratique de M. Vulpian). Chien normal, injection jugulaire 50 c.c.; 40 à 45 secondes après, respirations profondes, difficile, ralenties, puis tout rentre dans l'ordre, le souffle s'entend encore quand la respiration est normale. 5 minutes après, 70 c.c. Souffle cardiaque fort, fréquent; après une minute les respirations deviennent difficiles, rares, l'inspiration très-pénible, et enfin elles s'arrêtent : le souffle cardiaque persiste quelques secondes après l'arrêt respiratoire. — *Autopsie.* L'oreillette se contracte : cavités droites distendues, air dans les veines crurales, rénales.

L'absence de convulsions existe aussi chez l'homme dans les cas très-rapides; telle l'obs. 33 due à Castara où le trouble respiratoire est bien noté. Ce trouble respiratoire peut même *passer inaperçu.*

Obs. 49. — (Delpech, thèse Putegnat déjà citée). Tumeur axillaire angiotenique : à la fin, 2 reniflements très-bruyants, pâleur extrême de la face, syncope et mort presque subite.'— *Autopsie* faite avec soin, sous l'eau; les cavités droites seules contenaient de l'air, étaient distendues.

En résumé la troisième période, anémie bulbo-médullaire, est caractérisée par :

1° *Des convulsions générales*, plus ou moins marquées ;

2° Un peu plus tard, la *contracture des muscles lisses*, l'évacuation d'urine et de matière fécale ;

3° Une *respiration rare, difficile, apoplectique.*

Les deux premiers troubles peuvent manquer, surtout chez les animaux inférieurs, chien, cheval, et dans les cas très-brusques, chez l'homme ; le trouble respiratoire est donc caractéristique de cette troisième période.

Quatrième période. Arrêt circulatoire : mort des organes. Nous avons vu, dans les cas de la troisième série, que les accidents caractéristiques de cette troisième période peuvent être passagers, disparaître plus ou moins lentement, si l'anémie ne dure qu'un temps très-court. Mais dans les cas que nous étudions, la chute de la tension étant plus persistante, les accidents s'aggraveront au lieu de cesser; il y aura mort complète des organes; arrêt des trois grandes fonctions.

Le cerveau, demi-paralysé dans ses fonctions les plus complexes à la deuxième période, paralysé plus complètement à la troisième, meurt complètement à la quatrième. L'arrêt nutritif, altérant les éléments nerveux, arrêt momentané, à peine commencé à la deuxième période, déjà très-marqué à la troisième, devient irrémédiable à la quatrième ; le cerveau meurt complètement et avec lui cessent les convulsions. Si on s'en rapportait à certaines observations, la mort du cerveau paraîtrait le phénomène ultime.

Obs. 50. — (Bouillaud, *loc. cit.* p. 211). Chien, jugulaire ouverte à 5 h. 15, lapement, respiration anxieuse, frissonnement. 5 h. 20, on bouche la veine, l'animal tombe, paraît mort. On l'ouvre, extension convulsive, l'animal urine et meurt 5 à 6 minutes après la dernière application. — *Autopsie.* Cavités droites triples des gauches; sang très-écumeux à droite ; pas trace à gauche; bulles dans les veines coronaires, sous-clavière, cave inférieure. Orifice tricuspide double du gauche.

Et cependant il n'en est rien : *après la mort du cerveau, vient la mort du bulbe ; l'arrêt des muscles respiratoires,* déjà très-ralentis à la troisième période, *se produit après l'arrêt des autres muscles volontaires.*

Les obs. 31, 43, 46, 47, l'obs. 34 sur l'homme prouvent bien que les *muscles respiratoires se contractent encore après la fin des convulsions ;* et, dans les cas 31, 33, 39, 40 où la troisième période est constituée par des troubles apoplectiformes, sans convulsions, *l'arrêt respiratoire* est évidemment le dernier phénomène constaté par un examen superficiel.

Or, au moment où la respiration a cessé complètement, l'animal n'est pas encore mort; il peut même reprendre là toutes ses fonctions, comme le prouvent les obs. 23, 24, 26, 27 et les faits observés par M. Vulpian.

Le cœur se contracte encore après l'arrêt respiratoire : le grand sympathique et les ganglions cardiaques ne meurent qu'après le système central ; l'arrêt circulatoire primitif mo-difie les muscles volontaires et les paralyse plus vite que le muscle cœur.

L'arrêt ultime du cœur est bien constaté dans les obs. 29, 38, 41 : il est encore mieux établi par les obs. 31, 39, 48, où l'on voit le cœur s'arrêter plusieurs secondes et même 1 minute après la cessation de la respiration. Je demande la permission d'insister sur ce fait très-important, qui était, du reste, connue des anciens.

Obs. 51. — (Ant. Van der Heyden, 1683, cité par Morgagni *loc. cit.* p. 314). De l'air étant injecté par les veines d'un chien, l'animal est pris de convulsion : puis la respiration et les mouvements du cœur s'arrêtent.—*Autopsie.* L'oreillette droite continue à se contracter ; le cœur est très-dilaté avec l'oreillette droite, et si on l'ouvre il s'échappe avec impétuosité, d'abord de l'air pur, puis du sang écumeux, enfin du sang liquide.

M. Bouillaud, dans quelques cas, a bien vu cet arrêt cardiaque ultime.

Obs. 52. — (Bouillaud, *loc. cit.* p. 219, 11ᵉ expérience). Chien griffon, jugulaire droite ouverte, lapements, cris, agitation, une minute après plus de mouvements respiratoires, et cependant contractions du cœur, et flux et reflux dans la veine. Encore deux ou trois inspirations et mort après trois minutes. — *Autopsie.* Sang écumeux dans les cavités droites, air dans la jugulaire gauche, la faciale.

Dans cet autre fait, M. Bouillaud indique bien que l'arrêt du cœur et du pouls ne sont pas corrélatifs.

Obs. 52 bis. — (Bouillaud *loc. cit.* p. 214). 3 h. 35.— Ouverture de la sous-clavière, pas de lapement, et cependant pénétration d'air, respiration accélérée, embarrassée. 3 h. 35, on écarte la patte du tronc, lapement inspiratoire, respiration plus gênée. 3 h. 40, beau bruit de souffle au cœur et cependant pas de pouls crural ; l'animal geint, respirations convulsives, quelques convulsions et mort après 4 heures. — *Autopsie.* Air dans la veine jugulaire ; cavités droites dilatées par de l'air presque pur. Caillot aéré dans le ventricule droit, non aéré dans le gauche.

MM. Muron et Laborde ont aussi constaté cet arrêt ultime du cœur ; mais ils ne l'ont noté qu'après des injections un peu lentes, plus faciles à observer. Or, il existe dans tous les cas où on le recherche, brusques ou lents.

Obs. 53. — Vendredi, 11 février 1875. Chien chloralisé; injection brusque 100 c. c. air. Très-rapidement, 1|2 minute à peine, respiration rare, apoplectique, puis nulle; à ce moment contractions cardiaques très-énergiques qui se ralentissent peu à peu, s'arrêtent 40 secondes au moins après la respiration. — *Autopsie.* Air dans l'artère pulmonaire, les |cavités droites|distendues, les veines, pas à gauche.

Obs. 54. — Jeudi, 16 septembre 1875. Chien de 5 à 6 semaines, poids 1 kil. 1|2. 3 heures, j'injecte très-lentement de l'air. 3 h. 1 m. souffle cardiaque fréquent, entendu à distance, cris, respiration accélérée, bruyante. 3 h. 2 min., la respiration devenue lente, profonde, cesse; j'arrête l'injection au 20° cent. c.— *Autopsie.* 3 h. 5 min. Le cœur se contracte encore dans toutes ses parties; à chaque contraction auriculo-ventriculaire droite, assez énergique, assez fréquente ,quoique très-incomplète, reflux spumeux dans toutes les veines ; le ventricule droit est dilaté par une mousse sanguinolente. 3 h. 10, contractions toujours rhythmiques ; jet spumeux, systolique, ventriculaire par une azygos ouverte. 3 h. 20, les contractions du ventricule droit sont très-incomplètes. 3 h. 30, contraction encore appréciable (1).

En résumé, la quatrième période, arrêt circulatoire complet, a donc pour symptôme :

1° La mort complète du cerveau, la *cessation des convulsions* ;

2° Et plus tard, *l'arrêt respiratoire*, la mort du bulbe ;

(1) Cette durée si grande des contractions cardiaques, 1|2 h. dans ce dernier cas, est dû au jeune âge de l'animal. Toujours, quelque soit le genre de mort, le cœur persiste très-longtemps : 5, 10, 20 min. sur les jeunes animaux, comme j'ai eu l'occasion de l'observer sur des rats, des cobayes, etc., en faisant en collaboration avec M. Bochefontaine des recherches comparées sur la contractilité dans les différents genres de mort, expériences dont les premiers résultats ont été exposés à la Société de biologie le 27 novembre 1875. (Gazette médicale, 1875, numéro du 11 décembre).

3° Plusieurs secondes ou plusieurs minutes après l'arrêt respiratoire, *arrêt cardiaque.*

Ajoutons que l'arrêt du cœur est troublé; que le ventricule droit trop distendu surmené, s'arrête quelques secondes avant le ventricule gauche comme le montrent les obs. 24, 41, contrairement à la marche ordinaire déjà indiquée par Harvey.

Les accidents observés dans les cas mortels d'entrée de l'air, peuvent donc ainsi se résumer :

Première période. *Distension, accélération du cœur ; suppression de l'ondée aortique, chute de la tension ;*

Deuxième période. *Respiration accélérée, syncope cérébrale ;*

Troisième période. *Convulsions générales, évacuations ; respiration rare, apoplectique ;*

Quatrième période. *Mort du cerveau, arrêt respiratoire, arrêt cardiaque.*

RÉSUMÉ SYMPTOMATOLOGIQUE.

Ayant analysé, à l'aide d'observations que j'aurais voulu moins nombreuses et plus complètes, tous les troubles possibles après l'entrée de l'air dans les veines, et ayant distingué quatre série d'accidents, nous voyons immédiatement, suivant les séries, de grandes différences même dans les symptômes les plus importants.

	2° SÉRIE.	3° SÉRIE.	4° SÉRIE.
Tension artérielle.	Diminuée.	Presque nulle.	Nulle.
Pouls artériel.	Affaibli, accéléré.	Affaibli ou nul.	Toujours nul.
Reflux veineux.	Nul.	Possible, mais inconstant.	Constant, plus ou moins tardif.
Respiration.	Accélérée.	Accélérée, puis ralentie.	Accélérée, puis nulle.
Contract. du cœur.	Accélérées.	Accélérées.	Accélérées, puis nulles.
Accid. généraux.	Très-momentanés.	Graves, souvent durables.	Mortels.

Et cependant, au milieu de ces différences, un fait reste constant : l'*entrée de l'air*, si elle est suivie d'accidents, *produit fatalement un trouble primitif unique, la chute de la tension artérielle*, et il est facile de réunir dans un schéma unique tous les cas possibles d'entrée de l'air.

Soit A B, un tracé kymographique normal (planche 3), soit en B, une introduction d'air demi-lente comme la plupart des introductions spontanées. L'air pénétrant lentement ne produit d'abord aucun trouble, le tracé reste normal jusqu'en C où à peine légèrement abaissé ; le cœur est un peu distendu, accéléré.

Mais l'air, continuant à s'introduire, la distension des cavités droites augmente ; les contractions sont plus accélérées ; l'ondée aortique est très-diminuée et immédiatement la tension baisse de C vers D. La tension étant moindre, le sang se ralentit ; d'où accélération des mouvements respiratoires, puis syncope cérébrale avec cri, pâleur, chute, yeux convulsés, etc. L'introduction cesse-t-elle, le pouls reprend sa force et la tension remonte de D en Y.

L'introduction continue-t-elle ou est-elle d'emblée assez considérable ? la distension devient plus marquée, souvent assez pour qu'il y ait *reflux veineux* ; la tension tombe de D en E ; le cerveau cesse de fonctionner, d'où convulsions, évacuations ; le bulbe est troublé, d'où respiration apoplectique, rare. Et cependant si la distension du cœur diminue un peu, l'ondée aortique reparaît ; la tension remonte de E en X assez rapidement, et les accidents cessent plus ou moins lentement.

Si, au contraire, la distension augmente encore ou est d'emblée maxima, plus de traces d'ondée aortique ; reflux, ondée veineuse constante ; la tension, restée en D, tombe encoie, devient et reste nulle ; le cerveau, déjà paralysé, meurt irrémédiablement ; la respiration s'arrête ensuite ; le cœur meurt le dernier, quelquefois 1, 2, 4 minutes après D, en F.

Nous avons donc compris, dans ce schéma, les quatre séries possibles de cas d'entrée de l'air qui ont été étudiées précédemment :

1° BC. Première série. Pas ou peu de trouble circulatoire, accidents généraux nuls (pl. I, II) ;

2° CDY. Deuxième série. Ralentissement circulatoire, respiration accélérée, syncope (pl. III) ;

3° CDEX. Troisième série. Ralentissement circulatoire, puis anémie avec syncope, convulsions, respiration apoplectique (pl. IV) ;

4° CDEF. Quatrième série. Ralentissement circulatoire, anémie, puis arrêt circulatoire et mort successive des organes (pl. V, VI).

Ces quatre séries de faits, ces trois périodes successives d'accidents généraux possibles, ne sont *donc que des degrés différents d'un même trouble initial*, toujours identique et entièrement mécanique, *l'arrêt circulatoire* produit par la *distension des cavités droites*.

Cette distension sera plus lente, la chute BE sera plus progressive, moins rapide et même moins marquée, si l'air, à quantités égales, est introduit plus lentement, comme on le voit en comparant les tracés V, VI. Mais étant données : 1° la quantité d'air, 2° la rapidité de son introduction, 3° et surtout la force de résistance des parois cardiaques, variable avec la nature, l'état de santé de l'animal, on pourrait prévoir à quel degré descendra la tension, de quelle nature ou plutôt de quelle série seront les accidents. Le trouble circulatoire se reproduira *toujours le même*, si ces trois facteurs restent identiques ou varient inversement.

Mais après ce trouble primitif mécanique, circulatoire, *invariable*, on observe *des accidents généraux consécutifs essentiellement variables avec l'espèce, l'individu considéré*.

Ces variations, telles que Gerdy et beaucoup d'autres s'en

sont autorisés pour nier toute assimilation possible entre les accidents d'entrée de l'air chez l'homme et les animaux, sont cependant soumises à des lois.

Ainsi, les convulsions très-marquées chez l'homme, souvent même suivies d'accidents paralytiques, sont beaucoup plus rares chez le chien, le cheval, d'après les expériences d'Amussat et de M. Bouillaud, simplement en vertu de cette loi si précise, formulée par M. Vulpian : « l'influence du cerveau sur les mouvements des muscles volontaires est d'autant plus grande que l'animal appartient à une espèce plus élevée. »

De même après l'ouverture d'une veine et l'entrée de l'air, la mort est très-rapide chez l'homme, moins chez le chien, très-lente chez le cheval, et cela pour deux raisons :

1° Le cœur droit est plus résistant, moins dilatable chez les chevaux ; il chasse le sang spumeux à travers des capillaires pulmonaires plus larges peut-être, comme l'indique M. Bouillaud ; et l'ondée aortique, pour ces raisons, est seulement diminuée chez le cheval, alors qu'elle serait supprimée chez le chien ;

2° L'arrêt circulatoire, le trouble primitif, étant supposé égal, la différence dans la rapidité des accidents persisterait ; et cela parce que les animaux sont des sociétés constituées par un ensemble de systèmes ou corps sociaux, d'autant plus dépendants les uns des autres que l'organisation générale est plus complexe : cette comparaison magistrale entre les agrégats anatomiques et les agrégats sociaux, comparaison indiquée d'abord par M. Milne-Edwards, à propos de la division du travail physiologique, puis par M. Bernard dans plusieurs de ses cours, développée encore par Herbert Spencer(1), fait comprendre que le même agent physique puisse produire des troubles diffé-

(1) Herbert Spencer, Introduction à la science sociale, chapitres IV et XIV.

rents dans deux organismes assez voisins en apparence. Supprimez la circulation d'une grenouille, d'une tortue, d'un animal inférieur, il vivra plusieurs heures ; et en effet, Redi, Caldesius, Lancisi, Morgagni ont vu des gaz à l'état libre dans le sang de ces animaux, sans qu'ils en paraissent incommodés; M. P. Bert a vu le cœur d'une anguille dilaté par des gaz se contracter encore 1, 2 heures et plus ; supprimez la circulation d'un cheval, son cœur vivra plusieurs [minutes ; supprimez celle d'un homme, il mourra presque immédiatement, parce que ses fonctions sont moins indépendantes : à moins d'états morbides spéciaux, choléra, etc. (1), qui le rapprochent des espèces inférieures.

Ces différences dans les accidents d'entrée de l'air ont donc des raisons physiologiques ; mais, du reste au milieu de ces variations *la marche reste constante.*

Toujours la respiration d'abord accélérée est ensuite ralentie. Toujours le cerveau meurt le premier, la respiration ensuite, le cœur le dernier, chez le cheval comme chez l'homme, chez le chien comme chez l'anguille. Certains symptômes peuvent varier de durée, d'intensité ; quelques-uns comme les convulsions disparaître, mais *dans aucune observation* un symptôme de la première période, n'a été noté à la 3ᵉ, et la symptomatologie de l'entrée de l'air est donc ramenée à l'existence de deux faits constants :

1° *Un trouble circulatoire mécanique, toujours primitif.*

2° *Des accidents consécutifs, à marche toujours identique.*

(1) Cl. Bernard. Leç. sur la chaleur animale, p. 162, cas curieux de choléra où le malade parle, se remue, quoique la saignée ne donne plus une goutte de sang.

Il nous reste à analyser rapidement quelques faits placés à tort, par la plupart des auteurs, à côté des précédents, soit que des gaz aient été retrouvés après la mort dans le sang, ou même qu'ils aient été introduits spontanément ou expérimentalement au début des accidents. A côté de ces faits j'ai placé quelques expériences nouvelles nécessaires pour permettre leur discussion complète.

Nysten a vu des animaux qui n'avaient pas éprouvé d'accidents immédiats après injection d'air dans les veines, être pris consécutivement d'accidents broncho-pulmonaires ; et mourir par asphyxie, après 2, 4 jours, avec des noyaux d'inflammation, d'engorgement pulmonaire. Il note que ces faits sont surtout fréquents après les injections lentes ou répétées.

Voici d'autres cas analogues :

Obs. 56. — (Bouillaud, *loc. cit.* p. 209). Chien. 4h. 31 m. Ouverture jugulaire. lapement. 4 h. 38, introduction de l'air isochrone de l'inspiration. 4 h. 20, elle devient isochrone des battements du cœur ; inspiration très-affaiblie, souffle cardiaque double très-pur qui persiste 9 minutes après l'occlusion de la veine, l'animal meurt 4 jours après. — *Autopsie.* 30 heures après la mort, épanchement purulent plèvre droite ; quelques bulles de gaz dans les veines et les artères crurales (qui ont dû, je crois, se développer post mortem). Caillot ambré, noir en partie dans l'oreillette, le ventricule droit, les veines jusqu'à la veine cicatrisée ; valvule tricuspide rouge, épaissie, lobe moyen du poumon droit enflammé : mucus puriforme bronchique.

Obs. 57. — (Malgaigne, *Gaz. médicale*, 1836, p. 106). 27 août 1835 cancer du maxillaire, dissection difficile, jugulaire externe ouverte, gargouillement spécial, on lie les deux bouts de la veine ; aucun accident immédiat, mais l'opération fut longue et pénible, le malade toutes les 3 ou 4 minutes avait besoin de se mettre sur son séant pour respirer. 28 août, toux légère ; 29, toux, il expectore difficilement, 30 à midi, perte de connaissance, asphyxie. — *Autopsie.* Liquide écumeux en énorme quantité dans les bronches, la trachée, le larynx.

A côté de ces cas, qui présentent comme symptôme commun l'existence de lésions pleuro-pulmonaires, sans présence bien

constatée de gaz dans les vaisseaux, il en est d'autres caracté-
risés : 1° *Par une lésion gangreneuse* ; 2° *par des gaz vasculaires.*

Obs. 58. — (Morgagni, |*loc. cit.*). Pêcheur de Venise, herniaire, pris dans
sa barque d'affections venteuses, mort subitement. *Autopsie.* Le lendemain,
ventre ballonné, partie herniée gangrenée, mais incomplètement ainsi que le
sac. Veine gastro épiploïque de la grosseur du doigt, distendue par beaucoup
d'air, très-peu de sang noir; incisée, elle désenfle : cœur flasque, gros ; sang
noir, écumeux dans ses ventricules, gaz aussi dans toutes les veines, dans
l'aorte, les carotides; sinus cérébraux gorgés de sang noir.

Obs. 59. — Roux. Obs. II; Amussat, *loc. cit.* p. 119. Tumeur du cou, dissection, on soulève la tumeur, sifflement, cri plaintif, agitation en tout sens,
inspirations longues, pénibles, affaiblissement des ondulations artérielles,
arrêt respiratoire, mort apparente. Quelques minutes après, les battements
du cœur se réveillent, la malade revient, on étrangle la tumeur sous deux
ligatures. 2ᵉ, 4ᵉ, 5ᵉ jours, pas d'accidents, 6ᵉ jour tumeur fétide, détritus putri-
lagineux, on l'enlève sans accident. 7ᵉ jour coma et mort. *Autopsie.* Bulles
gazeuses dans l'aorte, les artères; pas dans les veines.

Enfin on pourrait rassembler dans les anciens auteurs et
aussi dans la thèse de Rérolle, dans l'essai de pneumatologie de
M. Demarquay, dans un article de M. Hervieux, travaux sur
lesquels nous reviendrons, un grand nombre de faits analogues
aux suivants, et malheureusement fort mal observés.

Obs. 60. — Santorini, extrait de Morgagni, *loc. cit.* Éthiopien de Venise,
après déjeuner veut sonner de la trompette, tombe avec quelques tremblements
et meurt à l'instant. *Autopsie* douze heures après, cou noir, chylifères distendus, poumons sains, artères vertébrales, vaisseaux sanguins de la con-
vexité du cerveau distendus par de l'air mêlé à un peu de sang.

Obs. 61. — Morgagni *loc. cit.* p. 343. Cas de Peschlin. Grande douleur de
ventre, oppression de poitrine, mort. *Autopsie.* Abdomen et estomac distendus
par l'air, voûte du cœur et oreillette droite doubles, triples, excessivement
développées par de l'air sans trace de sang. Bulles de gaz faisant index dans
les veines coronaires et les autres veines. — Autre cas de Grætz. Lipothymie,
angoisses, anxiété, mort. Pas une goutte de sang dans les cavités du cœur
distendu par l'air : on aurait dit une tympanite du cœur.

Après ce cas où on a trouvé à l'autopsie des gaz intra-vasculaires, chez des individus morts soit à la suite de gangrène, soit à la suite de troubles respiratoires fort mal observés; nous devrions placer les faits beaucoup plus nombreux et mieux étudiés où les gaz intravasculaires ayant produit la mort ont été développés à la suite de variations brusques de pression.

Mais outre que l'analyse symptomatologique des accidents possibles après les variations brusques de pression, nous entraînerait trop loin, nous ne pourrions que reproduire ici les faits si précis indiqués par M. P. Bert. Citons donc seulement deux cas types de décompression.

Obs. 62. — Exp. 54 de P. Bert. Chien comprimé sous dix atmosphères : explosion, rupture d'une des parois de l'appareil et mort instantanée de l'animal. *Autopsie.* Pas d'hémorrhagie dans la moelle, le cerveau, le poumon : gaz dans le tissu cellulaire, pas d'air dans les cavités gauches; cœur droit tout gazeux (CO^2 15, Az 82 p. 100).

Dans ce cas la mort a été très-brusque ; il y a eu accumula tion de gaz dans le cœur droit : dans d'autres, au contraire, la mort est lente, et on peut ne pas retrouver trace du gaz développé.

Exp. 31 de P. Bert. Chien comprimé 10 minutes, à 7 atmosphères, puis décomprimé en 2 min. 1|2. Paraplégie. Recomprimé puis décomprimé lentement, va mieux. Meurt dans la nuit. Pas d'air dans les vaisseaux, taches hémorrhagiques de la moelle.

Autre expérience *loc. cit.* p. 108. Chat vigoureux à 8 atmosphères, décomprimé assez brusquement : l'animal bondit et s'échappe; 10 minutes après, paraplégie complète avec paralysie de la vessie, le lendemain la paralysie fait des progrès. On tue l'animal. Région dorso-lombaire de la moelle ramollie, crémeuse, sans hémorrhagie.

La mort, dans les faits semblables au précédent, est évidemment due à l'action des gaz artériels ou capillaires sur la nutrition des éléments nerveux ; il y a eu nécrobiose lente de certaines parties de la moelle et du cerveau.

Mais si les travaux de M. Tillaux, de M. P. Bert, travaux

dont nous reparlerons, ont bien établi l'existence de ces altérations anatomiques ultimes, ils n'ont pas étudié les troubles immédiats produits par l'arrivée, par la présence, dans le cerveau, de gaz à l'état libre.

J'ai fait sur ce point quelques expériences.

Obs. 62 *bis.* — Mardi 27 juillet 1875. Chien curarisé, cerveau découvert en avant pour des expériences antécédentes, peu d'hémorrhagie, canule à la carotide, bout périphérique; injection en 5 secondes de 20 centim. cub. d'air; presque immédiatement pupilles dilatées, pouls tombé de 140 à 80, mais fort, plein, vibrant, le sang coule plus fort par la plaie du crâne. La pupille se rétrécit; cœur 100 puls. ; nouvelle injection après 8 minutes, de 35 c. c. Je vois, 30 à 40 secondes après le commencement de l'injection, revenir des bulles par les veines. Pupilles dilatées de nouveau, yeux saillants, pouls à 75, fort, plein, ample. 4 à 5 minutes après, les symptômes persistent, nouvelle injection lente, 1 minute après, 45 c. c. étant injectés, plus de pouls à l'artère crurale, et cependant je crois entendre au cœur un souffle plus intense. Pas d'autopsie.

Obs. 63. — Jeudi 29 juillet (tracé VII). Chien curarisé depuis 2 h. 1|2, affaibli par hémorrhagie, tension = 11, kymographe à la carotide. J'injecte très-lentement de l'air par le bout périphérique carotidien, bientôt la tension commence à s'élever, elle a augmenté de 7 à 8 c. c. une minute après le début de l'injection. A ce moment, les oscillations, de très-faibles et fréquentes, deviennent plus rares et plus amples. J'arrête l'injection, 35 c. c. seulement ont été injectés; à ce moment, les oscillations deviennent énormes (2 à 3 c.), très-lentes, durant 3, 4 et jusqu'à 7 à 8 secondes ; 3 minutes après l'injection, la tension dépasse de 15 c. son point de départ, l'animal urine, puis les oscillations restant rares et amples, la tension décroit. 5 minutes après, les oscillations toujours rares et amples sont plus régulières, la tension ne dépasse plus que de 2 à 3 c. son point de départ, quand subitement la tension baisse, les oscillations cessent, le cœur examiné directement ne bat plus pendant une minute. Nous arrêtons le tracé et la respiration artificielle, et cependant il y a encore ensuite cinq ou six contractions énergiques du cœur. — *Autopsie.* Bulles d'air dans la veine cave supérieure, sang spumeux dans l'oreillette, le ventricule droit un peu distendu à la vue, je l'incise, il s'en échappe une assez grande quantité, 15 à 20 c. au moins, d'air, spumeux, non mélangé de sang, puis du sang pur avec quelques bulles; quelques bulles aussi dans 'artère pulmonaire; cerveau anémié, couches superficielles finement crépitantes au broiement, sang très-noir et mêlé de grosses bulles de gaz dans les sinus pétreux et caverneux.

En résumé l'air injecté lentement dans le cerveau produit: 1° Une augmentation de la tension assez rapide, considérable de 10, 15 c. c. de mercure; 2° un peu plus tard un ralentissement des contractions cardiaques vraiment énorme, avec augmentation considérable du volume de l'ondée. Il y a donc excitation du système grand sympathique vaso-moteur et cardiaque. De plus, cet air, même injecté lentement, passe dans les veines cérébrales et vient s'accumuler peu à peu dans le ventricule droit.

Nous avons voulu voir jusqu'à quel point le sang spumeux pouvait troubler la circulation capillaire.

Obs. 65. — Mardi 3 août 1875, j'injecte par l'artère honteuse vers la crurale, 5 c. c. air en une minute ; 30 secondes après le début, bulles dans la veine ; 2 minutes après, bulles très-nombreuses, mais peu rapides, une artériole donne un jet de sang. 3 minutes, les bulles redeviennent très-rapides ; 4 à 5 minutes, plus de bulles.

Obs. 66. — Injection brusque cette fois de 5 c. c. 20 secondes après, première bulle rapide ; 2 minutes, ralentissement très-marqué ; 4 minutes, bulles très-nombreuses, agglomérées, très-rapides ; 7, 10 minutes, encore quelques bulles.

Ces expériences ont été répétées plusieurs fois et toujours aux membres.

1° Les premières bulles apparaissent 20 à 40 secondes après l'introduction.

2° Il y a, vers la deuxième minute, une période où la circulation est très-ralentie, les bulles peu rapides.

3° Le passage complet est toujours assez durable, d'autant plus que l'introduction à quantité égale est plus brusque.

Si l'air est injecté dans l'artère mésentérique, le trouble circulatoire est bien plus marqué.

Obs. 67. — 18 septembre 1875. 3 h. 15, injection brusque par une branche de l'artère mésentérique vers le tronc de 8 c. c. air. 3 h. 20, bulles dans toutes les grosses branches alternant avec du sang, progressant mais insensiblement. 3 h. 25, intestin très-anémié, air arrivé aux branches plus petites, les pulsations compriment les index gazeux et sont inappréciables au-delà. 3 h. 30, quelques bulles d'air dans la veine gastro-épiploïque, pas dans les autres. 3 h. 35, les artères intra-intestinales situées dans les tuniques sont encore remplies d'air. 3 h. 45, plus d'air visible dans les artères et cependant pas dans les veines.

Le ralentissement circulatoire produit par les bulles d'air dans les vaisseaux capillaires varie donc avec le réseau, avec l'organe considéré.

TROISIÉME PARTIE

Déductions théoriques et thérapeutiques.

Je crois avoir suffisamment prouvé dans cette deuxième partie que l'entrée de l'air produit en somme *un seul trouble, la chute de la tension, l'arrêt circulatoire*, trouble primitif et constant, comme le démontrent les instruments enregistreurs et l'examen du pouls.

J'ai regardé tous les *accidents généraux consécutifs*, momentanés, graves, ou mortels, comme la conséquence directe de ce trouble circulatoire initial.

Mais, avant de chercher le mécanisme de l'arrêt de l'ondée aortique, seul trouble direct, il faut montrer que les symptômes généraux ne sont point spéciaux à l'entrée de l'air, et qu'ils peuvent se produire après l'arrêt circulatoire dû à toute autre cause.

Après l'entrée de l'air, les premiers accidents d'anémie ne sont pas subits : l'agitation, les cris, la perte de connaissance surviennent toujours dix, vingt secondes, souvent plus, après la chute de la tension, exactement comme chez les chiens auxquels M. Vulpian lie les quatre artères cérébrales ou injecte de la poudre de lycopode par les carotides. De même dans les deux cas, « la respiration devient constamment lente, profonde, difficile, mais elle dure toujours plus que les mouvements volontaires » (1), et ne s'arrête qu'après les convulsions. Ces troubles syncope et respiration apoplectique sont donc ceux de l'anémie cérébro-bulbaire.

Les symptômes d'excitation nerveuse, convulsions, contractures, s'observent aussi dans les autres cas d'anémie des centres nerveux, et, comme dans l'entrée de l'air, ils sont loin d'être constants. Ainsi, on a montré que l'anémie cérébrale locale (2), que les injections d'air par les carotides (3), excellent moyen d'anémier lentement, et peut-être même que la constriction vaso-motrice par excitation du bout céphalique sympathique (4) pouvaient déterminer ces convulsions. Elles se produisent aussi à la suite de l'anémie, de l'arrêt circulatoire général (5), comme le prouvent l'observation 13, 11 *bis*, où nous les avons observées après avoir arrêté le cœur par l'électricité.

Ces convulsions sont-elles dues à la mort plus rapide du cerveau et à la suppression de l'action modératrice qu'il exerce sur les éléments excito-moteurs de la moelle, action modératrice constatée par tous les physiologistes, localisée par M. Cl. Bernard (1) et son élève, M. Setchenow, dans les tubercules optiques, à tort, comme l'a montré M. Vulpian (7).

Sont-elles dues à une excitation directe, *anémique*, des éléments excito-moteurs bulbo-medullaires, et analogues alors aux convulsions des membres postérieurs observées quelquefois par M. Vulpian à la suite d'injection vers la moelle, par

(1) Vulpian. *Leç. sur les vaso-moteurs*, t. II, p. 118, 119 et *Phys. du syst, nerveux*, p. 454.

(2) Mosso. L'irritazione del cervello per anemia, (cité par Vulpian, vaso-mot.).

(3) Muron et Laborde. Loc. cit., Nysten, loc. cit. Tillaux.

(4) Prévost et Aug. Waller, soc. de biolog., 1872, p. 142.

(5) Potain, Dict. encyclopéd. des sciences médicales. Article anémie cérébrale t. XIV, p. 312.

(6) Cl. Bernard. Leçons sur les tissus vivants, p. 355 et suiv.

(7) Vulpian. Dict. de Dechambre, article moelle, p. 504.

l'artère crurale, de poudre de lycopode, ou aux convulsions observées quelquefois du côté paralysé, après embolie cérébrale (1) ?

Sont-elles dues simplement à l'accumulation de l'acide carbonique dans le sang qui ne se renouvelle plus, puisque M. Brown Séquard a montré que ce gaz [est un excitant des centres nerveux moteurs ? Sont-elles sous la dépendance des cordons latéraux, voie de transmission ordinaire des mouvements convulsifs, comme l'a prouvé M. Brown Séquard, ou sous celle des cordons antérieurs (2) ?

Nous n'avons pas à résoudre aujourd'hui à propos de l'entrée de l'air cette pathogénie encore obscure des convulsions anémiques ; un fait nous suffit : les mouvements convulsifs généraux ne sont pas spéciaux à l'entrée de l'air; on peut les observer après les arrêts circulatoires dus à toute autre cause.

Quant à l'excitation plus constante, plus tardive du grand sympathique, évacuation d'urine et de matière [fécale, dilatation pupillaire, je ne puis mieux la comparer qu'à l'excitation analogue observée souvent après la mort, et pour laquelle on a proposé des explications multiples, mais peu concluantes, comme l'a montré M. Vulpian (3).

Enfin l'arrêt ultime du cœur, après le cerveau, et même assez longtemps après la respiration, s'observe aussi à la suite de tout arrêt circulatoire fonctionnel. Panum a montré que, dans la mort par embolie massive ou capillaire de l'art. pulmonaire, il y a d'abord insensibilité, mort du cerveau, puis arrêt respiratoire, enfin, en dernier lieu, arrêt cardiaque. M. Vulpian après ses nombreuses recherches sur les embo-

---

(1) Vulpian. Vaso-mot., t. II, p. 120. Jour. l'Ec. de méd. 1874, p. 212.

(2) Brown Sequard. Journal de physiologie, 1868, p. 95, 353 et Arch. physiol., 1869, p. 672.

(3) Vulpian. Journ. l'Ecole de med. L. de 1874, p. 90.

lies, adopte aussi cette succession qui est exactement celle de la mort par entrée de l'air.

Les symptômes de la première période : cri, syncope; ceux de la deuxième, convulsions, respiration rare, comme ceux de la troisième, s'observent donc dans tous les cas où la circulation est primitivement troublée, et les accidents généraux de l'entrée de l'air sont produits non par l'introduction d'air, mais par le trouble circulatoire; *le tableau symptomatologique indiqué à la planche III présente donc tous les accidents de la mort par arrêt circulatoire,* et une seule chose reste à fixer :

Comment l'air, arrivant par les veines, produit-il une chute de la tension, l'arrêt circutatoire ?

Je crois avoir prouvé dans la première partie que ni la syncope cérébrale, ni l'arrêt cardiaque, phénomènes consécutifs, ni même l'obstruction pulmonaire, fait inconstant et insuffisant, ne pouvaient expliquer l'arrêt circulatoire primitif et constant.

Il me reste donc à développer une autre explication, basée sur un examen plus rigoureux des symptômes. Cette explication, que je croyais nouvelle, a été indiquée en 1837 (1), mais par morceaux, en plusieurs fois, très-incomplètement, sans aucune preuve, aucune expérience à l'appui, et ses auteurs l'ont du reste modifiée depuis (2), sans y ajouter plus d'importance. Je crois cependant devoir signaler cette tentative, assez heureux si je puis, en appuyant cette hypothèse sur des faits d'observation, la faire rentrer dans le domaine scientifique.

On sait comment l'air arrive au cœur droit. Les veines cervico-thoraciques, situées dans une ellipse plus ou moins régu-

(1) Mercier, Denot. Lettres à la Gaz. médicale, 1837, p. 481 et 726.
(2) Mercier. Lettre à la Gaz, hebdomadaire, 1863.

lière, sont maintenues béantes par les feuillets aponévrotiques auxquels elles adhèrent, comme l'a démontré Bérard. Si ces veines sont ouvertes, à chaque vide inspiratoire, l'air s'y précipite en vertu des différences de pression intra et extra thoraciques. Les expériences déjà citées de Barry et Poiseuille sur l'aspiration des liquides et du sang ; celles plus directes d'Amussat, de Bouillaud, montrent le rôle capital de l'inspiration.

Mais avec M. Bouillaud, je crois que l'aspiration cardiaque, la dilatation post-systolique des cavités droites, joue un rôle important, quoique accessoire, dans cette introduction. Johnson, Wedemeyer, Chassaignac et surtout Fink (1) ont démontré que le cœur arraché de la poitrine aspire dans ses diastoles du liquide qu'il chasse par sa systole. Cette action aspiratrice, admise par des physiologistes, comme Milne Edwards, Longet, est encore favorisée à l'état normal par l'élasticité, la rétractilité du poumon ; enfin on a pu constater directement son influence dans certains cas d'entrée de l'air, comme dans l'observ. 56.

Donc *vide inspiratoire*, accessoirement *aspiration cardiaque*, telles sont les deux causes ordinaires de l'introduction spontanée.

Je dis ordinaires, car j'admets avec Boyer, Legallois, Longet, etc., la possibilité de l'entrée de l'air par les veines utérines, largement béantes après l'accouchement, possibilité démontrée du reste par des observations convaincantes exposées dans la thèse de Cormarck ou dans un bon article de M. Hervieux (2) et que les bornes de ce travail ne m'ont pas permis de rapporter. Or, dans ce cas, l'air n'est pas aspiré, ni même poussé vers le cœur par les variations de pression abdominale, mais « il est refoulé dans les veines utérines, soit par

(1) Milne-Edwards. Physiol. comparée, t. IV, p. 7.
(2) Hervieux. De la présence des gaz, etc., *Union médicale*, 1864.

injection avec une seringue mal purgée d'air, soit par une contraction utérine, qui, le col étant refermé, chasse dans les veines l'air qui peut être contenu dans sa cavité(1) . »

L'air arrive par les veines à l'oreillette droite: que se produit-il?

L'air est un gaz élastique, le sang un liquide incompressible; les liquides transmettent les variations de pression, les gaz tendent à les annihiler en se dilatant plus ou moins; or, dans l'entrée de l'air, un gaz se substitue dans le cœur à un liquide, et cette différence *de propriétés physiques* du liquide en circulation, est la seule cause de tous les troubles observés, *trovbles mécaniques dans le fonctionnement du cœur droit.*

Les parois de l'oreillette droite, sans couches musculaires continues, constituées presque, en certains points, par les deux séreuses adossées, et munies de divertuculums encore plus dilatables, sont fort peu résistantes.

Les parois du ventricule droit, trois ou quatre fois moins épaisses qu'à gauche, atteignant au plus chez l'homme trois millimètres (2) sont aussi très-extensibles. De plus, « le sommet du ventricule droit est occupé chez l'homme par une multitude de trabécules musculaires anastomosés en tous sens, et constituant un tissu caverneux. Ce tissu, bien plus développé qu'à gauche, se prolonge dans les angles internes et surtout postérieur du ventricule.... *et il donne racine aux piliers tenseurs des valvules* » (3). Ce tissu caverneux, bien étudié sur l'homme par M. Marc Sée, a été l'objet de recherches comparées sur les animaux. Un anglais, King (4), a montré que chez les bimanes et les quadrumanes, les freins valvulaires tricuspides s'insèrent

(1) Longet. Physiologie, t. II, p. 249, édit. 1869.

(2) Sappey. Anatomie descriptive, t. II, p. 482.

(3) Marc Sée. Sur le fonctionnement des valv. auriculo-ventricul. Arch. de physiologie, 1874, p. 874.

(4) King. Guy's hospital reports, t. II, p. 104.

sur la paroi externe par l'intermédiaire de ce tissu caverneux nommé par King *moderator bands*, et par M. Milne-Edwards, *trabécule régulatrice*, et qu'au contraire chez les marsupiaux et autres mammifères, les freins valvulaires s'inséraient sur la paroi interne ventriculaire ou très-près de cette paroi; ces détails anatomiques, nous le verrons, nous serviront à faire comprendre les différences d'action de l'entrée de l'air suivant les espèces.

Ajoutons enfin que Bizot, Legallois, et plus récemment MM. Robin et Hiffelsheim ont prouvé complètement que la cavité du ventricule droit dépasse celle du ventricule gauche, normalement, de un tiers à un cinquième.

En résumé, « le ventricule droit est comme un appendice du cœur gauche aux côtés duquel il est en quelque sorte attaché; sans épaisseur ni résistance, ses parois circonscrivent une cavité essentiellement variable de forme et de capacité. Placé entre les poumons auxquels il ne peut donner qu'un volume déterminé de sang, et le système de veines caves, d'où ce liquide afflue en proportions variables; le cœur droit est obligé de se soumettre à des variations aussi considérables qu'inattendues. »

« A gauche c'est par les valvules et les orifices que le mal commence, à droite au contraire d'emblée ce sont les cavités qui se dilatent et puis les orifices; alors seulement les valvules deviennent insuffisantes. Dans le premier cas, la lésion matérielle domine, dans le second c'est le trouble fonctionnel » (1).

Ce brillant et rapide aperçu synthétique nous aidera à comprendre parfaitement ce qui se passe après l'arrivée de l'air au cœur droit. Dans ce cas, comme dans les autres troubles morbides du même organe, il n'y a pas lésion matérielle, il y a uniquement *trouble fonctionnel, distension des cavités droites.*

____

(1) **Parrot**, *Arch. gén. de méd.* T. VIII, 1866, p. 155.

Couty.

Cette distension est constante, comme l'ont prouvé Magendie, Nysten, Amussat, M. Bouillaud, MM. Muron et Laborde, etc. Elle survient d'emblée, dès l'arrivée de l'air, comme le montrent toutes celles de nos expériences où le cœur a été préalablement mis à nu. Elle se produit même avec de petites quantités d'air ; mais alors, comme à l'obs. 41 bis, elle est peu marquée et n'entraîne aucun trouble vasculaire appréciable : au contraire, cette distension est énorme si l'air est introduit en grande quantité. Les cavitées droites remplies par du gaz presque pur, par une véritable mousse sans liquide sont alors *doubles*, *triples* de la normale, dirons-nous après M. Bouillaud.

Quel est le mécanisme de cette distension vraiment spéciale ?

Considérons ce cœur droit en diastole, contenant du sang poussé par la vis à tergo veineuse. Ce sang, arrivant dans le cœur, écarte ses parois et les remplit, *mais sans aucune tendance à varier de volume*.

Au contraire, supposons l'oreillette et le ventricule remplis d'air. Cet air, poussé aussi par la vis à tergo, en rapport avec les veines, a une pression au moins égale à la tension veineuse et toujours supérieure par conséquent à la pression intra-thoracique ; car M. P. Bert a prouvé (1) que cette pression négative à l'inspiration, atteignait à peine quelques millimètres à l'expiration.

L'air arrivant au cœur, les parois des cavités droites très-extensibles se trouvent donc comprises entre deux milieux à tension inégale, *et dont l'un est élastique*.

Aussi l'air comprimé par la tension veineuse, qui arrive à l'oreillette, au ventricule, s'y dilate, augmente de volume ; mais à mesure que l'équilibre intra et extra auriculaire tendrait à s'établir par cette dilatation, l'équilibre auriculaire et veineux cesse, et il afflue par la veine cave dilatée aussi et

(2) P, Bert. Leç. sur la respiration, p. 385.

béante de nouvel air, à tension plus forte, qui se dilate à son tour, et ainsi de suite *jusqu'à ce que la force de résistance des parois articulo-ventriculaires distendues fasse équilibre à la force élastique de l'air.* Les pressions ne sauraient s'égaliser entre ces deux vases thoraciques et veineux non communiquants, et c'est *cette différence constante intra et extra cardiaque qui crée la distension.*

Si, après la mort, on vide par une compression légère l'oreillette et le ventricule très-distendus, aussitôt la pression cessée, la distension se reproduit comme nous l'avons vu aux observations 31, 29, puisque la différence de tension persiste. Si alors on incise légèrement une veine cave, même assez loin, il sort un jet spumeux, la tension veineuse diminue, et aussitôt la distension diminue, cesse d'elle-même, comme nous l'avons constaté aux observations 31, 29, comme l'avait fort bien vu M. Bouillaud, obs. 43. Il reste cependant encore de l'air pur ou à peu près dans le ventricule ; donc si la distension a cessé, ce n'est pas parce que l'air a été évacué, c'est parce que l'air a perdu sa pression, sa force élastique.

Et une autre preuve que la distension et les accidents consécutifs sont bien dus à l'excès de tension veineuse, c'est qu'il suffit de diminuer cette tension pour les voir disparaître. Après la saignée des veines encéphaliques employées par M. Vulpian, après celle de la jugulaire de la sous-clavière, et même du pli du coude, nous avons vu, obs. 25, 26, 27, 28, etc., le pouls reprendre sa force, le trouble circulatoire, la distension cesser, et cependant il n'est sorti dans les observations 26, 27, 28, par la veine, que du sang pur ou mêlé *à une minime partie de l'air injecté* : ce qui prouve bien que l'air est nuisible, non par luimême, mais en vertu de la différence de pression intra et extra veineuse.

Le mécanisme général de la distension étant fixé, étudions ses particularités : 1° cette distension varie avec le volume de l'air introduit et la rapidité de l'injection ; elle est plus lente si l'introduction est lente, mais elle se produit quand même.

L'air, arrivant à l'oreillette en petite quantité, la distend très-légèrement; celle-ci se contractant chasse vers le ventricule une ondée spumeuse qui, poussée par une force active a une tension supérieure même à la pression auriculo-veineuse. Une fois dans le ventricule, *lés bulles comprimées se dilatent*, et surtout plus légères, *elles se séparent du sang*, se réunissent au sommet du ventricule droit dans le tissu caverneux signalé plus haut, tissu situé entre la paroi interventriculaire et la paroi convexe, sur un plan beaucoup plus élevé que l'infundibulum, comme nous l'avons constaté en étudiant ce point de la conformation du ventricule. Chez le chien dont le cœur est libre dans la cavité thoracique, comme chez l'homme dont le cœur est adhérent au diaphragme; le cœur gauche plus pesant est le plus déclive, et la paroi convexe du cœur droit la plus élevée.

Le ventricule droit se contracte, ses contractions normalement incomplètes, puisque sa cavité est, nous l'avons vu, du quart plus grande que la cavité gauche, le deviennent encore davantage dès qu'il est distendu; aussi l'air écumeux réfugié dans la trame régulatrice n'est point chassé, et seul le sang est projeté par l'orifice pulmonaire avec lequel il est en rapport plus direct. Arrive une nouvelle ondée spumeuse, l'air se sépare encore du liquide, s'accumule en se dilatant sous la paroi convexe déjà distendue, et ainsi de suite.

Le sang spumeux qui traverse le ventricule droit n'est donc pas projeté à mesure dans l'art. pulmonaire; il se sépare en deux parties, le liquide mêlé peut-être encore de quelques bulles qui passent dans le poumon, le gaz qui s'accumule dans le ventricule et le distend peu à peu; ce gaz, comme nous l'indiquerons, est probablement de l'azote, l'oxygène se dissout.

Et ce n'est pas là de la théorie, tous les auteurs : Magendie,

Nysten, Muron et Laborde ont remarqué, sans l'expliquer, que les injections lentes, pour n'être pas nuisibles, devaient être faites en plusieurs fois.

Après les décompressions brusques, comme nous le verrons en analysant les travaux de M. P. Bert, des bulles de gaz se dégagent dans tout le sang veineux et artériel, et produisent dans quelques cas une mort rapide, souvent presque instantanée. A l'autopsie, on trouve des bulles dans tout le sang, mais beaucoup plus nombreuses dans les veines précardiaques; les cavités droites contiennent une véritable mousse sanguinolente assez adondante, car on a pu extraire 22 et jusqu'à 33 cent. c. de gaz du cœur d'un chat; exp. 53, les cavités droites d'un chien contenaient 35 c. c. de gaz; exp. 54 sur un autre animal, mort instantanément, le cœur droit était « *tout gazeux*. »

La présence de gaz en aussi grande quantité dans le cœur droit et en quantité beaucoup moindre dans les autres parties du système vasculaire ne peut s'expliquer que par ce fait : le sang légèrement spumeux traversant le cœur droit y abandonne les gaz qu'il contient.

Cette accumulation de gaz dans le cœur droit, nous l'avons aussi constaté après des introductions très-lentes. Ainsi expérience 63, le ventricule contient une grande quantité de mousse sanguinolente, entièrement gazeuse, et cependant l'air est arrivé lentement à travers le cerveau, et le sang de la veine cave est à peine spumeux. Expérience 15, 41 *bis* on voit directement les cavités se distendre après une injection lente. Expérience 54 et surtout 31, 31 *bis*, 41 *bis*, 41 *ter*, 42 *bis*, de l'air est injecté très-lentement, il rend à peine spumeux le sang de la veine cave; d'abord la tension reste normale, la distension est peu marquée; puis, la distension augmentant, l'ondée pulmonaire est plus diminuée; enfin l'injection continuant toujours très-lentement, l'ondée pulmonaire et aortique devient nulle, l'animal meurt, et on trouve le ventricule *très-distendu par du gaz pur, mousseux,* mêlé ou non, à un peu de liquide et à un caillot; l'air a même reflué dans les veines pré-cardiaques, exactement comme après les introductions brusques. Du sang contenant à peine quelques bulles d'air, s'il traverse assez longtemps les cavités droites, peut donc les remplir, par accumulation, d'une véritable mousse gazeuse.

J'ai insisté sur cette distension progressive du ventricule, après les injections lentes, car je ne l'ai vue indiquée ou mieux interprétée nulle part; et ce fait peut seul faire comprendre que les accidents *soient exactement les mêmes après les introduction lentes ou brusques.*

Si l'air s'introduit brusquement en grande quantité, le mécanisme est encore le même, l'air arrivant à l'oreillette, en grande quantité, la distend immédiatement comme aux obs. 14 et 36, et après trois ou quatre contractions auriculaires, le ventricule a déjà reçu assez d'air *pour être dilaté au maximum.*

En tout cas, la distension des cavités droites est toujours le phénomène primitif; elle survient dès l'arrivée de l'air (obs. 15, 16, 24, 30, 36, 37, 41, etc., etc.). Les cavités droites sont énormes, souvent doubles, *triples de leur volume,* dirons-nous, comme M. Bouillaud dans l'obs. 50, où l'air s'est introduit cependant assez lentement.

2° Cette distension varie avec la résistance, l'élasticité des parois cardiaques. Cette distension serait fort peu marquée si de l'air arrivait dans le ventricule gauche, à parois épaisses et résistantes: au contraire, elle est énorme dans les parois très-lâche du ventricule droit; elle est plus grande chez le chien que le cheval (Amussat, Bouillaud), parce que le ventricule chez ce dernier est plus épais; elle est plus grande pour la même espèce, dans un cœur affaibli, mal nourri, peu vigoureux; et c'est ce qui explique ce fait bien mis en lumière par MM. Amussat et Bouillaud, que les accidents sont plus graves, la mort plus rapide chez les animaux affaiblis par hémorrhagie, ou chez les personnes débilitéés.

3° Enfin, cette distension varie avec le degré de pression veineuse; on conçoit que l'augmentation de tension veineuse constatée après l'entrée de l'air par l'obs. 38, vient l'augmenter encore, et nous avons vu qu'il suffisait de diminuer la quantité de sang du système veineux pour voir les accidents cesser.

Quoi qu'il en soit, qu'elle soit peu marquée ou considérable, lente ou rapide, la distension a toujours la même cause, *différence de pression veineuse et thoracique*; elle est toujours le premier trouble observé, le trouble initial et *causal*. L'air n'est pas nuisible par lui-même; *il arrête la circulation parce qu'il distend les cavités droites* : comment agit donc cette distension ?

Dirons-nous avec Bruner, Camerarius, etc., que le cœur est arrêté par l'air, à la façon de la vessie distendue par l'urine, ou avec Magendie, que l'air dilaté par la chaleur empêche le cœur droit de revenir sur lui-même, le cœur gauche se contractant seul. En un mot, la distension produit-elle l'arrêt circulatoire en arrêtant le cœur droit? Non, car le cœur droit distendu est accéléré, ses contractions sont énergiques, et non pas arrêtées (5, 6, 14, 15, 17, 24, 28, 29, 30, 36, 35, etc., etc.), la chute de la tension est primitive, immédiate (5, 14, 29, 30, 31, 36, 37); l'arrêt du cœur est ultime, il survint deux, quatre, cinq minutes après l'arrêt circulatoire (31, 39, 48, 53, 54). La distension ne produit donc pas l'arrêt cardiaque en paralysant le cœur droit. Je ne nie pas que la distension ne soit pour le ventricule une cause de fatigue et d'épuisement plus rapide. J'explique même par cet excès de travail donné au cœur droit son arrêt qui survient quelques secondes avant celui du cœur gauche, comme nous l'avons constaté aux obs. 24 et 41, et on conçoit qu'en faisant cesser la distension, on diminue l'obstacle, on facilite les contractions et on puisse même les ranimer. Ce que je dis, c'est que l'air n'a aucune action directe sur la force contractile du cœur, c'est que la distension est une cause accessoire de l'arrêt ultime du cœur; elle rend cet arrêt plus rapide, mais elle ne le produit pas. *La distension par elle-même, accélérera, excitera le cœur*, tant que la nutrition, la circulation de ce viscère, resteront intactes ou suffisantes; la vraie, l'unique cause nécessaire de l'arrêt cardiaque, ultime, droit et gauche, *c'est l'arret circulatoire primitif*, constaté par tous nos tracés : c'est en les privant de sang, que la distension produit la mort des centres cardiaques, comme celle plus rapide des centres nerveux encéphalo-médullaires.

On pourrait penser à une action réflexe vaso-dilatatrice. On le sait, si le cœur est insensible extérieurement, comme l'a montré Harvey, son endocarde très-riche en nerfs peut, quand il est distendu, devenir véritablement sensible et douloureux, comme l'a prouvé Cl. Bernard (1), et contrairement à ce qu'avait affirmé Virchow. Le nerf sensitif du cœur n'est autre que ce petit filet isolé chez le lapin, réuni au vague chez le chien, filet nommé nerf dépresseur par Ludwig et Cyon, parce que son excitation provoque un abaissement général de la tension, un réflexe général vaso-dilatateur, au lieu de produire comme l'excitation de tous les autres nerfs sensitifs, sciatique, grand splanchnique, etc., un reflexe vaso-constricteur (2) ; on peut admettre que l'air en distendant l'endocarde, doit exciter le nerf dépresseur et provoquer une chute réflexe de la tension.

Ce phénomène réflexe que je devais signaler ne joue certainement qu'un rôle accessoire dans le trouble circulatoire par l'entrée de l'air. Sans parler de l'expérience de MM. Muron et Laborde qui ont vu tous les accidents rester les mêmes après la section des vagues et conséquemment des dépresseurs, nous savons que la chute de la tension est produite, non par un ré-

(1) Cl. Bernard. Leç. sur la chaleur animale, p. 269.
(2) Vulpian. Lec. sur les vaso-mot, t. I. p. 548 et suiv.

flexe vaso-dilatateur, mais par *une diminution ou un arrêt complet de l'ondée aortique* (5, 6, 11, 14, 31, 17, 27, 29, 32, 41, etc., etc.) ou mieux de l'*ondée pulmonaire*, puisque le sang spumeux mousseux qui distend le ventricule droit n'est même pas poussé, dans quelques cas, jusqu'aux capillaires du poumon (30, 36, 37, 41, 46).

La distension ne paralysant pas le muscle cardiaque et au contraire l'accélérant, et n'agissant pas non plus par action nerveuse réflexe, comment produit-elle cet arrêt, cette diminution subite de l'ondée pulmonaire ?

Par un *trouble mécanique* de la pompe cardiaque ; cette pompe : 1° pousse un gaz et non un liquide; 2° elle le pousse à travers des orifices, des soupapes largement dilatés, et non hermétiquement fermés.

1° L'oreillette et le ventricule droits, normalement, reçoivent du sang des veines et le poussent dans l'artère pulmonaire. Ces ondées sont plus ou moins fréquentes, plus ou moins volumineuses suivant l'état d'excitation du muscle cardiaque et l'état de la tension veineuse, etc., mais toujours, *toute la force contractile fournie par le cœur est utilisée* : le sang la transmet intégralement à la colonne liquide située plus en avant.

Au contraire, après l'entrée de l'air, l'oreillette et le ventricule contiennent un gaz, au lieu d'un liquide : *elles le comprimeront au lieu de le pousser*.

Tous les physiologistes, je le crois, admettent que l'oreillette s'efface très-incomplètement à chaque contraction : mais je n'ai trouvé que dans Milne-Edwards (1) une évaluation de la force de cette contraction. Hope, l'étudiant sur l'âne, dit que la cavité auriculaire droite *diminue à peine d'un tiers* chez cet animal, à chaque contraction. On sait aussi que cette contraction,

(1) Milne Edwards. Phys. comparée, t. IV, p. 11.

dûe à des parois fort peu musculaires, fait à peine équilibre chez le cheval à une élévation de 2 mil. de merc. d'après Marey (1). Après l'entrée de l'air, un gaz élastique remplace un liquide et fait effort contre ces parois avec une force égale à la différence de tension intra et extra-veineuse, c'est-à-dire avec une force relativement assez grande, comme nous l'avons montré ailleurs ; tandis que normalement l'oreillette qui se contracte n'a d'autre obstacle que l'élasticité du ventricule droit : aussi les contractions de l'oreillette normalement incomplètes, le deviennent beaucoup plus dès qu'elle est distendue : *elles sont énergiques, accélérées, mais brèves et limitées*, et elles ne doivent chasser *qu'une ondée minime vers le ventricule* : il y a insuffisance auriculaire. Je le répète, l'oreillette sur les chiens n'est point paralysée; elle se contracte et énergiquement comme le prouvent les obs. 16, 24, 36, etc., et elle est si peu affaiblie que ses contractions restent très-énergiques, fréquentes et s'accompagnent d'un flux et reflux veineux, plusieurs minutes après que les ventricules droit et gauche sont arrêtés (obs. 31, 39, 40, 47, 41). Ce qui se passe chez les grenouilles où quelques bulles d'air suffisent pour paralyser l'oreillette (2); ce qui se produit après certaines lésions cardiaques chroniques (3), où une distension très-prolongée de l'oreillette finit par empêcher ses contractions, ne saurait rien prouver contre les faits constatés plus haut directement. L'oreillette très-distendue se contracte, mais elle se contracte à vide, sur de l'air qu'elle comprime.

Passons au ventricule. Une fois distendu, 1° il a à vaincre une résistance plus grande, puisqu'elle égale la surface de sa cavité multipliée par la tension de l'art. pulmonaire, 2° et surtout, comme l'oreillette, il se contracte, non sur un liquide incompressible, mais sur une couche gazeuse plus ou moins

(1) Marey. De la circulation du sang, p. 104.
(2) Armand Moreau. Bull. Soc. de biologie, 1856, p. 207.
(3) Bouillaud. Traité clinique des maladies du cœur, t. I, p. 88.

épaisse, résistante, élastique et d'autant plus comprimée, que
le choc contractile est plus près de finir. La force contractile
n'étant pas diminuée, mais les résistances augmentant, les
contractions du ventricule *normalement incomplètes d'un quart*,
comme nous l'avons vu plus haut, deviennent beaucoup plus
imparfaites comme nous l'avons souvent constaté directement
et surtout à l'observation 41 *bis*. Ces contractions sont, quoique
incomplètes, énergiques, accélérées : mais elles ne poussent
qu'une ondée petite ; *car une partie de la force déployée n'est
pas utilisée en propulsion*.

Prenons un cœur de grenouille rempli d'air ; plaçons-le
dans une seringue surmontée d'un tube plus fin, le tout contenant un liquide coloré. Le cœur continue à se contracter
très-énergiquement et à chaque systole le niveau du liquide
baisse dans le tube fin, puis redevient normal. Le ventricule
s'est contracté incomplètement puisque l'air n'a pas été chassé ;
il a comprimé cet air puisque le niveau du liquide baisse à
chaque systole. Cette expérience due au célèbre Swammerdam (1) et répétée par Matteuci est très-concluante.

Le même effet se produit, du reste, dans une pompe métallique ; soient deux pompes foulantes, remplies l'une d'un liquide,
l'autre d'un gaz et adaptées à un tube élastique ayant une certaine pression, ou même placées à l'air libre. Imprimons aux pis-
tons un choc énergique, mais aussi brusque que possible: la pompe
liquide se videra plus ou moins, la pompe gazeuse se videra
aussi, *mais toujours plus incomplètement* ; sous cette pression
brusque, le gaz est comprimé, et, à peine le choc cessé, il réagit,
arrête le piston et même le relève. Il ne se passe pas autre
chose dans la pompe cardiaque. La contraction du ventricule
reste la même et il n'y a, au moins au début et tant que la tension n'est pas trop baissée et la circulation trop ralentie, aucune

(1) Swammerdam, cité par Marey. Du mouvem. dans les fonct., etc., p. 268.

paralysie; seulement une partie de la force produite n'est pas employée utilement. A peine le choc contractile auriculo-ventriculaire a-t-il cessé que l'air comprimé, mais non chassé, revient sur [lui-même, et dilate les parois de ces cavités : ces parois à peine distendues se contractent de nouveau, d'où *accélération immédiate et toute mécanique* des battements cardiaques, constatée dans les obs. 1, 5, 6, 14, 15, 17, 24, 28, 29, 30, 35, 39, etc.

Cette accélération me paraît encore fâcheuse, car elle supprime ou à peu près le repos du cœur, et les contractions imparfaites de l'oreillette restent seules chargées de porter le sang veineux au ventricule.

Le ventricule droit pousse une ondée moindre vers le poumon : *parce qu'il reçoit moins de l'oreillette ; parce que ses contractions sont incomplètes et mal utilisées.*

II. Non-seulement le cœur droit se contracte très-incomplètement et comprime l'air au lieu de le pousser, ce qui diminue d'autant le volume de l'ondée; nonseulement il y a un changement des propriétés physiques du liquide en circulation; mais la pompe cardiaque est elle-même anormale ; les orifices, les soupapes, qui devraient être fermées, sont largement ouvertes ; l'ondée, nous l'avons vu, est diminuée; 2° *de plus et surtout elle est inverse.*

On discute encore pour savoir si normalement l'oreillette chasse à chaque contraction une partie de son contenu dans les veines; les uns avec M. Milne-Edwards (1); avec M. Béclard (2), dans certains cas d'hypertrophie des parois, admettent un reflux auriculaire normal; d'autres le nient, admettant l'existence de valvules ou au moins d'anneaux musculaires aux embouchures des veines. En tout cas cette béance des orifices veineux existe constamment après l'entrée de l'air qui dilate les parois vei-

(1) Milne Edwvards. Physiol. et anat.
(2) Béclard. Physiologie, édit. 1866, p. 270.

neuses et auriculaires et les maintient dilatées même pendant la contraction. L'ondée auriculaire déjà très-diminuée, nous l'avons vu, pourrait donc refluer par ces orifices veineux béants. Jamais nous n'avons observé ce reflux auriculaire dans les cas de distension légère de l'oreillette et du ventricule, quoique alors les veines restent béantes ; ce reflux est, au contraire, assez fort après l'arrêt en distension du ventricule droit, comme le prouvent les observations 31, 28, 40, 54, mais même alors il ne produit qu'une sorte de flux et reflux sans mouvement appréciable.

En résumé, le reflux auriculaire ne surviendrait pas, même les veines étant béantes, si les cavités ventriculaires restaient normales, perméables ; c'est un trouble secondaire, de peu d'importance, que nous devions simplement signaler.

C'est dans le ventricule droit, dans sa distension et dans la dilatation nécessairement corrélative de ses orifices que nous allons trouver la cause du trouble fonctionnel le plus important. Toutes les autres modifications fonctionnelles analysées jusqu'ici, la diminution de l'ondée poussée par l'oreillette dilatée, les contractions incomplètes du ventricule droit, et même le reflux auriculaire, peuvent bien, en s'ajoutant, produire une diminution de l'ondée pulmonaire, mais non un arrêt complet.

Le ventricule reçoit des ondées minimes de l'oreillette ; distendu ce ventricule se contracte très-imparfaitement et sur une couche d'air qu'il comprime, il chasse une ondée plus faible, mais enfin l'ondée pulmonaire et aortique quoique très-diminuée, persiste, comme le prouvent les observations 5, 6, 11, 14, 16, 28, 31, 35 ; elle persiste quelquefois plusieurs minutes dans les cas d'introduction lente comme aux observations 31, 31 *bis*, 41 *bis*, 41 *ter*, 42 *bis*, jusqu'à ce que, la distension dépassant un certain degré, *il survient un nouveau trouble ca-*

pital, constant dans les cas mortels, l'insuffisance tricuspide.

Nous avons vu comment l'air arrivant lentement ou en masse dans le ventricule droit, s'accumulait dans le tissu caverneux situé sous la paroi *externe qui se distend.* Nous avons vu que chez l'homme et les anim. supérieurs, les tendons valvulaires s'inséraient par l'intermédiaire de ce tissu caverneux, « de cette trame régulatrice, » à la paroi externe. Normalement (1) « l'occlusion de l'orifice auriculo-ventriculaire droit est due à la contraction de ce tissu caverneux et *des piliers musculaires qui lui font suite,* contractions qui en tirant sur les arcades tendineuses valvulaires.. appliquent *les deux valves antérieure et postérieure tricuspides* contre la paroi inter-ventriculaire légèrement saillante, et déjà recouverte par la valve interne : cette application des deux valves est complétée par la contraction de la paroi externe et surtout d'un faisceau demi-sphinctérien qui viennent coiffer la cloison inter-ventriculaire. »

Or, après l'introduction d'air, même lente, le ventricule est distendu, double, triple de la normale, comme nous l'avons vu ; ses contractions sont aussi beaucoup plus incomplètes, et la paroi externe, même pendant ces contractions, reste toujours *très-éloignée de la paroi inter-ventriculaire;* les muscles papillaires insérés sur cette paroi distendue et éloignée se contractent; ils tirent donc les valvules en dehors, au lieu de les appliquer contre la paroi inter-ventriculaire et l'orifice auriculo-ventriculaire reste largement béant.

Les recherches de M. Marc Sée font très-bien comprendre, on le voit, le mécanisme de l'insuffisance par distension du ventricule ; mais même si on admet une autre théorie, celle de *l'occlusion par adossement,* ou celle plus nouvelle du *relèvement* des valvules, l'insuffisance doit encore se produire ; *cette insuf-*

(1) Marc Sée. Arch. de physiol. déjà cité, p. 879.

*fisance tricuspide par distension n'a, du reste, rien de spécial
à l'entrée de l'air.*

On voit en effet ce trouble valvulaire survenir toutes les fois
qu'il y a distension des cavités droites, comme nous allons le
montrer.

Cette distension peut être due à un excès de la tension veineuse, excès produit lui-même par un obstacle circulatoire
siégeant soit dans le cœur, soit dans le poumon. L'insuffisance
tricuspide, consécutive des lésions d'orifice du cœur gauche,
signalée par Beau, est aujourd'hui bien connue : il n'en est
pas de même de l'insuffisance tricuspide consécutive des lésions
chroniques du poumon, le plus souvent de sclérose, d'après
M. Parrot (1) qui a parfaitement étudié huit cas de ce genre.
Dans ces cas, soit de lésion pulmonaire, soit de lésion valvulaire gauche, il y a le plus souvent d'abord hypertrophie compensatrice aboutissant plus tard à une dégénérescence de ces
parois droites, avec distension. « C'est l'affaiblissement, l'altération des parois cardiaques qui entraîne leur distension et
l'insuffisance tricuspide, écrit M. Parrot. » Ce n'en est pas
moins l'excès de tension veineuse qui joue alors le rôle de cause
première et productrice : ainsi John Reid (2) a montré que dans
les cas, dit d'engorgement cardiaque, il y avait insuffisance
tricuspide, et que si on saignait la veine jugulaire, on voyait
le sang s'échapper par jet systolique, projeté à travers l'orifice
auriculo-ventriculaire ouvert ; on trouverait dans la science
un grand nombre de cas, quelques-uns très-curieux (3), où une
simple saignée, en diminuant la tension, a fait disparaître un
pouls veineux souvent très-marquée.

Dans un autre ordre de faits, il paraît y avoir, non pas augmentation de la tension veineuse, mais diminution de la résis-

(1) Parrot. Archiv. de médecine, 1865, p. 385.
(2) John Reid. Edimburgh medical and surgical journal, 1836.
(3) Gazette médicale, 1836, cas de Benson.

tance des parois cardiaques : c'est par un affaiblissement de la
contractilité du ventricule droit, entraînant la distension de
ses parois et l'insuffisance tricuspide qu'un observateur
comme M. Parrot (1) explique la production des souffles cardiaques anémiques. Cette expliquation nous paraît confirmée
par le travail si curieux de MM. Vulpian et Dechambre (2), où
l'on voit des chiens affaiblis par des hémorrhagies répétées ne
présenter que cinq fois sur douze animaux, des souffles cardiaques anémiques, et où l'on voit alors ces souffles survenir assez
longtemps, un jour après la dernière perte de sang, c'est-à-dire,
quand la contractilité de la fibre cardiaque, imparfaitement
nourrie, a eu le temps de s'épuiser. Je crois que l'on devrait rechercher si on ne pourrait pas expliquer par l'affaiblissement et
la distension des parois droites plutôt que par une augmentation de la tension veineuse indiquée par M. Parrot, quelques-
uns des souffles cardiaques constatés pendant les fièvres graves :
typhus, variole, rougeole, peut-être même rhumatisme, éry-
sipèle. Nous savons, en effet, depuis les beaux travaux
de M. Hayem sur les myosites fébriles, qu'il peut y avoir
dans ces cas dégénérescence de la fibre cardiaque, affaiblissement et distension des parois droites, en un mot toutes
les conditions de l'insuffisance tricuspide par distension : il
peut y avoir aussi dégénérescence localisée aux muscles valvulaires, et insuffisance produite par un mécanisme un peu dif-
férent. Peut-être même certains souffles hystériques trouvent-
ils leur raison d'être dans un trouble de l'innervation cardiaque,
entraînant un affaiblissement consécutif de la contractilité des
parois.

Sans insister plus longtemps sur le mécanisme général de
l'insuffisance tricuspide, encore peu étudié, nous voyons
au moins que cette insuffisance est un trouble fréquent ; nous

(1) Parrot. Archives de médecine, 1866, p. 129.
(2) Vulpian et Dechambre. Gaz. hebdomadaire, nº 13, 14, 17, 25, 27, 1866.

voyons que ce trouble se produit facilement; on sait du reste, depuis le travail de King déjà cité, qu'il suffit d'injecter du liquide par l'artère pulmonaire dans le ventricule qui se dilate, pour voir les valvules tricuspides s'écarter et le liquide passer dans l'oreillette : nous voyons aussi que l'insuffisance tricuspide est un trouble survenant dès que le cœur droit est un peu surchagé ou affaibli, disparaissant ensuite; un trouble fonctionnel sans lésion organique persistante.

Et si on a même pu dire que l'insuffisance tricuspide est physiologique, comment ne pas la rechercher après l'entrée de l'air : comment ne pas penser à la possibilité d'un trouble valvulaire en présence de ces cavités droites énormes, distendues, doublées, triplées de volume en quelques instants.

Et cependant jamais personne n'a indiqué cette insuffisance : Amussat, Blandin, Marchal, Muron et Laborde etc. etc., ont constaté un souffle solidien, du reflux veineux systolique, la présence d'air dans des veines très-éloignées, mais sans ajouter grande importance à ces symptômes si caractéristiques.

Le premier est *le souffle*, souffle très-fort, s'entendant à distance, solidien, dirai-je avec Amussat, Ollivier, etc., c'est-à-dire se passant à un orifice; systolique, car la contraction auriculaire ne s'accompagne d'aucun bruit.

Ce souffle n'est pas produit à l'orifice pulmonaire, puisqu'il y a des cas où l'ondée pulmonaire est presque d'emblée complètement nulle : il est donc produit à l'orifice tricuspide.

Le deuxième trouble pathognomonique de l'insuffisance, c'est le *reflux, le pouls veineux* (16, 24, 38, 40, 41, 42, 52. 41 *bis*, 41 *ter*, 42 *bis*.) Ce reflux ne saurait être confondu avec ces contractions présytoliques des parties terminales des grosses veines, constantes chez les animaux supérieurs, comme l'a montré M. Vulpian (1). Il est *très-intense* ; les veines caves sont largement dilatées par une ondée volumineuse et spu-

(1) Vulpian. Académ. des sciences, 1865, p. 134.

meuse, et il est *systolique*, comme le prouvent les obs. 16, 24, 41, 41 *bis*, *ter*, etc. Indiqué par M. Bouillaud à l'obs. 52, bien vu par MM. Muron et Laborde, et même noté sur l'homme, obs. 42; il est surtout facile à étudier près du cœur, mais peut aussi très-bien s'observer sur la jugulaire sur la crurale comme le montrent les obs. 38, 40. 41 *bis*, *ter*, etc., etc. En effet, l'ondée, rejetée par le ventricule dans toutes les veines, est *assez volumineuse* pour pousser de l'air jusqu'aux veines les plus éloignées crurales, encéphaliques, [comme nous l'avons souvent noté. Cette ondée rigoureusement systolique diminue et cesse, et reparaît avec les contractions du ventricule.

Si, par une plaie veineuse, on ranime les contractions du cœur droit, chaque contraction ventriculaire projette par la plaie un jet spumeux très–fort, de 15 à 20 cent, comme nous l'avons vu obs. 24. Si on c omprime légèrement un ventricule droit distendu, l'air, la mousse, passent dans l'oreillette et les veines, et non dans l'artère pulmonaire.

3° A toutes les autopsies de mort par entrée de l'air lente ou brusque, on retrouve dans toutes les veines, même très· éloignées, dans les encéphaliques, les crurales, et même les poplitées (obs. 31, 35, 38, 40, 42, 52. 43, 44, 45) des bulles de gaz très-nombreuses.

Il n'y a aucune trace d'air dans les artères et le cœur gauche; de plus le gaz est presque pur, mousseux dans les veines prœcardiaques ; il est plus rare dans les veines éloignés ; *cet air vient donc du cœur droit.*

Il n'a pas été projeté par une injection trop brusque ; car, après les introductions spontanées sur les animaux et même sur l'homme, comme le prouvent les obs. 42, 43, 45, 47, 58, on a encore retrouvé de l'air dans toutes les veines.

Ce reflux de l'air n'est pas dû aux contractions de l'oreillette, trop peu énergiques et ne produisant qu'un flux et reflux sans effet de progression utile, comme nous l'ont montré les obs, 31,

39, 40, 41, 47. Il est donc produit par *la systole ventriculaire et l'insuffisance tricuspide :* c'est cette systole qui, prenant l'air aspiré par la jugulaire droite, par exemple, le projette dans les veines inférieures, cave, rénale, crurale ; dans les veines coronaires, dans les veines encéphaliques du côté opposé.

L'existence de l'insuffisance tricuspide par entrée de l'air, facile à prévoir, vu la distension énorme des cavités droites, est donc prouvée directement.

Il y a, après l'entrée de l'air, *asystolie cardiaque, insuffisance du cœur droit,* exactement comme à la suite d'une lésion valvulaire gauche, ou d'une lésion du poumon, et cette insuffisance, cette asystolie, spéciale dans sa marche et ses symptômes comme nous le verrons, a aussi une pathogénie spéciale; elle constitue vraiment un 3e genre d'insuffisance tricuspide.

Elle n'est point produite, comme l'insuffisance de l'anémie, par une altération des parois cardiaques. Elle n'est pas due non plus à un obstacle à la circulation et à une augmentation de la tension veineuse ; car nous avons montré ailleurs qu'on ne pouvait faire intervenir dans les accidents d'entrée de l'air aucune obstruction des capillaires pulmonaires.

Il y a asystolie par lésion physique du liquide en circulation, si je puis m'exprimer ainsi : il y a substitution brusque d'un gaz au sang dans les cavités droites, et distension directe, immédiate des parois du ventricule. Dans les cas de lésion du cœur gauche ou du poumon, dans les cas d'affaiblissement des parois droites, l'insuffisance s'établit lentement; elle a une marche progressive, comme tous les processus organiques. Au contraire, dans l'entrée de l'air, l'insuffisance, toute mécanique, est due à un changement brusque des propriétés physiques du liquide en circulation, et non à une altération nutritive; aussi cette insuffisance survient brusquement, souvent d'emblée maxima : pas de lésion compensatrice possible,

pas même d'hypernutrition passagère ; le cœur n'a pas le temps
de s'accommoder à ces conditions nouvelles de circulation.
Cette insuffisance est forcément passagère ; soit que, l'introduction d'air continuant, l'asystolie et l'arrêt circulatoire déjà
devenus complets entraînent une mort souvent presque
instantanée; soit que le cœur, primitivement très-distendu,
se débarrasse ensuite rapidement de l'air qui le dilate.

Cette asystolie n'a cependant rien autre chose de spécial
que sa marche brusque, subite : elle produit sur la circulation
les mêmes troubles que l'asystolie progressive. C'est ainsi que,
dans toutes les asystolies d'origine cardiaque gauche, il y a
du pouls veineux. Le pouls artériel est très-faible, accéléré,
exactement comme dans les cas d'introduction d'air assez
lente. C'est ainsi qu'à l'obs. 1 de M. Parrot, nous voyons le
pouls radial disparaître bien avant le pouls veineux. Nous
voyons aussi le pouls artériel disparaître d'emblée, plusieurs
minutes avant les contractions du cœur, dans ces cas si curieux où de gros caillots veineux s'embolient vers le cœur
droit, s'intercalent entre les tendons des muscles valvulaires,
et empêchent leur contraction. Je crois que, dans ces faits,
dont mon collègue et ami M. Boyer (1) a rapporté dans sa thèse
deux exemples intéressants observés chez M. Tillaux, je crois,
dis-je, qu'il y a, non pas une syncope, mot vague et facile,
mais une insuffisance tricuspide avec arrêt primitif du pouls et
de la circulation, arrêt consécutif du cœur et des autres organes.

L'insuffisance tricuspide, l'asystolie produite par entrée de l'air
a donc seulement une marche spéciale subite, et cette marche
explique qu'on puisse observer ensuite des accidents d'anémie
brusque, bien différents de l'anémie lente des autres asystolies.

Cette insuffisance, outre ces caractères constants, présente
quelques différences suivant les cas d'entrée de l'air.

(1) Boyer Etude sur les embolies veineuses, 1875.

Elle varie avec la rapidité de l'introduction.

Ainsi, obs. 31, tracé VI, l'injection a été lente, et deux minutes après son début, alors que la chute de la tension était déjà considérable, je n'avais pas encore vu de reflux veineux appréciable à la jugulaire. L'air n'a été repoussé que dans les veines rapprochées, sous-clavières, azygos ; car l'insuffisance tardive s'est produite à un moment où le cœur était déjà affaibli par suite du ralentissement circulatoire. Au contraire, obs. 41, l'insuffisance tricuspide survient au bout de 7 à 8 secondes : l'injection d'air a été brusque ; le pouls est nul d'emblée ; le gaz est projeté jusque dans les veines crurales.

Mais même dans ces cas brusques où les 3 ou 4 ondées aortiques appréciables après l'entrée de l'air (tracé V) sont bien dues au sang contenu avant dans le poumon et le cœur gauche, où le passage du sang à travers les cavités droites est d'emblée supprimé, l'insuffisance tricuspide n'est pas immédiate. Le reflux veineux n'est observé qu'après 6 à 8 secondes, . quand déjà la chute de la tension est très-marquée, quand le ventricule droit a poussé du sang spumeux, mousseux, dans l'art. pulmonaire ; et il a fallu plusieurs contractions auriculaires avant que la distension du ventricule ne soit maxima et son ondée complètement nulle.

L'insufflsance tricuspide, même dans les cas où elle est le plus brusque, est donc un trouble de la 2e période.

2° L'insuffisance varie avec la structure du cœur.

Ainsi, chez le cheval, elle n'est *jamais complète* ; l'air reflue dans les veines, mais l'ondée pulmonaire persiste, le sang continue à couler par jet dans les artères, et du sang très-spumeux passe dans le cœur gauche, comme l'ont prouvé Amussat, Barthélemy, M. Bouillaud ; au contraire chez l'homme, chez le chien, l'insuffisance est maxima, l'ondée aortique et pulmonaire *nulle*.

Or, comme King l'a montré, chez le cheval les freins valvulaires de la tricuspide s'insèrent en un point à peu près fixe, sur la paroi interventriculaire ou très-près de cette paroi ; au contraire, chez le chien et surtout chez l'homme, ces tendons valvulaires prennent insertion par la trame caverneuse, sur la paroi essentiellement extensible et mobile ; l'insuffisance tricuspide est donc bien plus facile chez les espèces supérieures.

3° Enfin l'insuffisance varie *surtout avec le degré de distension* ou la quantité d'air introduite.

Si l'introduction d'air est considérable, la distension maxima, l'insuffisance est complète ; *bien plus complète* que dans tous les autres cas pathologiques, car l'ondée pulmonaire est complètement nulle, comme le prouvent les obs. 36, 41, 46 ; et cependant le ventricule se contracte énergiquement, assez énergiquement pour faire refluer l'air jusques dans les veines encéphaliques, crurales, c'est-à-dire bien au-delà les limites du pouls, du reflux veineux pathologique ordinaire, qui est à peine perceptible à l'origine de la veine-cave inférieure (1).

Si la distension est moindre et les accidents passagers, l'insuffisance est nulle ; la chute de la tension est due uniquement aux contractions incomplètes auriculo-ventriculaires, avec ou sans reflux auriculaire, comme aux obs. 14, 15 : ou l'*insuffisance existe*, comme à l'obs. 16, mais elle est peu marquée, l'ondée pulmonaire n'est que diminuée ; car, la paroi externe étant moins éloignée, les valvules peuvent être appliquées en partie contre la paroi interne et fermer incomplètement l'orifice tricuspide.

Cette insuffisance tricuspide peut même, dans ces cas de la 3ᵉ série, jouer un rôle utile, comme l'a indiqué Blandin. Brassant l'air avec une plus grande quantité de sang, elle rend moins spumeux le liquide contenu dans le ventricule et diminue d'autant la distension. La distension diminuant, l'ondée pulmonaire augmente ou reparaît ; l'insuffisance cesse, ainsi

(1) Béclard, Tr. de physiologie, édit. 1866, p. 264.

que tous les accidents, et elle cesse bien avant que le ventricule droit se soit débarrassé de tout l'air qui le distend.

Car, remarquons-le, de même que nous avons vu, 1re série, une distension légère avec souffle n'entraîner aucun trouble, de même dans les cas de la 2e ou 3e série, la tension remonte, et l'ondée pulmonaire reprend son volume bien avant que la distension ait cessé complètement. L'air accumulé brusquement ou lentement dans le ventricule, qu'il y ait eu ou non insuffisance, n'en disparaît que peu à peu. L'oxygène doit se dissoudre assez rapidement; mais il reste de l'azote et probablement de l'acide carbonique, dégagé par suite de la fixation de l'oxygène. Quelle que soit du reste la composition de ce gaz, il ne disparaît que lentement du ventricule droit; et nous avons retrouvé du gaz libre dans cette cavité, 3, 4, 8 minutes après la cessation des acccidents dans les obs. 6, 7, 8, 41 *bis*, *ter.*, 42 *bis*, etc. Ce gaz ne passe pas dans le syst. artériel à l'état libre, car dans l'obs. 11 *bis*, 13, et après quelques autres injections lentes, nons avons vainement cherché des bulles de gaz dans le syst. artériel. Donc, sans nier d'une façon absolue que quelques bulles ne puissent passer, mêlées au sang, à travers les capillaires pulmonaires et être retrouvées dans les artères, il paraît probable (1) que, dans les cas d'accidents passagers, les gaz disparaissent peu à peu du cœur droit en se dissolvant dans le sang toujours nouveau qui circule à leur contact. Cette dissolution est facilitée par les contractions du cœur droit qui brasse le gaz et le sang; mais elle est cependant assez lente à cause du peu de solubilité de l'azote dont ce gaz est en grande partie composé.

Je ne crois pas que cet air, cet azote, se dissolvant peu à peu, lentement, dans le sang, et disparaissant ensuite par le poumon, puisse altérer le sang dans sa composition chimique.

(1) Nous avons fait depuis deux nouvelles expériences qui confirment complètement cette interprétation,

En tout cas, les accidents d'entrée de l'air survenant quand l'ondée aortique et pulmonaire est nulle, c'est-à-dire quand le sang a cessé de traverser le cœur droit rempli d'azote, ces accidents, dis-je, ne sauraient en aucun cas être attribué à une altération chimique du sang, qui, si elle se produit, leur est postérieure.

Du reste, cette question du mode de disparition des gaz n'est qu'accessoire : il nous suffit d'avoir fixé d'une façon précise les troubles que ces gaz, accumulés en assez grande quantité, peuvent produire dans le fonctionnement du cœur droit.

Ces troubles, on peut ainsi les résumer :

1° L'air arrive aux cavités droites, et, brusquement ou lentement, s'y *accumule ; les distend*, en vertu de la différence de pression intra et extra veineuse ;

La distension peu marquée n'entraîne aucun trouble ; plus marquée, elle produit une *diminution ou un arrêt de l'ondée pulmonaire*, avec chute de la tension, soit un trouble général, dûs à des troubles locaux ;

2° La résistance augmentant par le fait de la distension, et la force de contraction du cœur restant la même ou étant légèrement augmentée ; les *contractions auriculo-ventriculaires deviennent plus incomplètes qu'à l'état normal*, et surtout la force produite n'est pas utilisée ; *elle comprime l'air, au lieu de le pousser*, d'où diminution de l'ondée pulmonaire ;

3° Les orifices cardiaques sont largement béants ; l'ondée auriculaire passe dans les veines, et dès que la distension dépasse certaines limites, il y *a insuffisance tricuspide*, insuffisance spéciale dans sa marche et son intensité ; le ventricule droit chasse dans les veines les plus éloignées l'air qui le distend à travers ces valvules complètement libres ; et l'ondée pulmonaire déjà diminuée par l'insuffisauce des contractions *devient nulle par suite du trouble valvulaire*.

L'air produit un trouble local unique : *la distension des ca-vités droites, distension qui entraîne l'asystolie ;* un trouble général unique, la *chute de la tension et l'arrêt circulatoire.*

Les éléments anatomiques, « tous sanguinaires, se repaissant du sang dans lequel ils sont plongés (1) », cesseront de se nourrir, puisque le sang cesse de se renouveler : les autres fonctions seront troublées, supprimées, mais toujours indirectement et consécutivement à ce trouble circulatoire.

Il est vrai, le cerveau meurt le premier, avant le bulbe et le cœur ; mais simplement parce qu' « il est le plus sensible des organes de la vie animale, et qu'il reçoit le premier de tous l'influence de la circulation du sang » (2).

Bien plus cette mort primitive, plus rapide du cerveau, n'a aucune influence sur l'arrêt du cœur, et des autres fonctions. Après l'entrée de l'air, le cœur même avec la respiration artificielle, meurt, cesse de se contracter en 6, 8, 10 minutes au plus, d'ordinaire beaucoup plus vite, comme nous l'avons vu. Au contraire, après la destruction ou la mort du syst. encéphalo-rachidien, le cœur fonctionne, continue à battre pendant plusieurs heures, comme l'ont montré Wilson Philip, Spallanzani, Zimmermann, Nasse, Wedemeyer, et plus récemment Flourens (3).

L'arrêt des fonctions cérébro-médullaires ne saurait donc déterminer la cessation rapide des mouvements du cœur. Nous verrons même que la mort du cerveau produit au contraire une excitation considérable du système grand sympathique et du cœur.

La mort rapide du cœur, après l'entrée de l'air, est donc produite uniquement, comme celle des autres organes, cerveau, bulbe, etc., par l'arrêt circulatoire primitif. *C'est la fonction circulatoire qui, dans ce cas, sert d'intermédiaire entre l'agent*

---

(1) Cl. Bernard. Leçons sur les tissus vivants, p. 433.
(2) Cl. Bernard. Propr. des tissus vivants, p. 403.
(3) Vulpian. Diction. encyclopédiq. des sc. méd., art. Moelle, t. X, p.   .

physique, l'air, et les organes, les éléments anatomiques divers, dont la nutrition et le fonctionnement pourront être consécutivement troublés.

Et si j'insiste sur ce point déjà indiqué ailleurs, c'est pour bien montrer que *l'entrée de l'air, peut,* comme tant d'autres troubles physiologiques complexes, *être ramenée à une série de phénomènes simples, les premiers purement mécaniques, ayant entre eux des relations de causalité rigoureusement déterminées,* et au milieu desquelles rien n'est livré au hasard.

Il me reste à analyser rapidement quelques cas où la mort a été attribuée, sans raison suffisante, à l'entrée de l'air dans les veines, soit que cet accident ait été le phénomène primitif, soit que, à l'autopsie, on ait retrouvé de l'air dans les vaisseaux.

Et d'abord ce sont les deux cas 56, 57 dûs à M. Bouillaud, à Malgaigne, où la mort est survenue avec accidents broncho-pulmonaires, toux, expectoration purulente, noyaux d'inflammation pulmonaire et même pleurésie purulente; et cela plusieurs jours après l'entrée de l'air.

Nysten fait remarquer que ce mode de terminaison est surtout possible, après les injections très-lentes, abondantes; et les deux cas cités sont de cet ordre.

Nous avons fait peu d'expériences de ce genre; mais sur les cas où nous avons injecté l'air très-lentement, deux fois aux obs. 31, 41, nous avons trouvé des caillots dans les cavités droites. M. Bouillaud note aussi, à l'obs. 56, l'existence d'un caillot ambré, ancien, et même d'une légère inflammation valvulaire, produite probablement par la présence de ce corps étranger.

Cette coagulation rapide dans les cas d'introduction d'air lente n'est pas dûe au contact de l'air ; car M. Glénard (1) me

______

(1) Frantz Glenard. Thèse de 1875. Paris,

paraît avoir suffisamment prouvé que l'air seul ne saurait avoir une action chimique coagulante ; on pourrait peut-être l'expliquer par la mise en liberté de l'acide carbonique du sang, par suite du brassage avec l'air, gaz qui, une fois en liberté, paraît avoir, comme l'ont montré MM. Mathieu et Urbain, une action coagulante (1).

Peu importe, du reste le mécanisme de cette coagulation; il nous suffit qu'elle existe assez fréquemment après les injections lentes.

Les symptômes observés dans ces cas sont bien ceux attribués par M. Vulpian, dans ses remarquables leçons sur l'embolie et par les autres expérimentateurs, aux infarctus produits dans le poumon, organe à artères terminales, par une obstruction artérielle.

L'air mis en contact prolongé avec le sang facilitant sa coagulation, et les symptômes observés étant ceux des embolies pulmonaires ; je crois pouvoir expliquer ces cas de mort tardive broncho-pulmonaire, après introduction lente d'air, par la formation de caillots dans le ventricule droit, dont des parties en se détachant vont produire des infarctus dans le poumon. La mort est due à une complication.

GAZ INTRA-VASCULAIRES

Nous avons jusqu'ici étudié des cas où les gaz intra-vasculaires proviennent du dehors; des cas où de l'air a pénétré dans les vaisseaux; mais il y a des faits, non moins importants, dans lesquels les gaz retrouvés à l'autopsie se sont développés spontanément, pendant la vie, dans l'intérieur du système vasculaire, ou y ont pénétré par un tout autre mécanisme.

Ces gaz intra-vasculaires ont donc une étiologie toute spé-

(1) Mathieu et Urbain. De la coagulation du sang, 1875.

ciale; ils peuvent produire aussi des troubles entièrement différents de ceux de l'air ; car ils existent à la fois dans les
artères et dans les veines. Nous sommes donc excusable de
les étudier à part, et d'avoir rejeté leur histoire presque à la
fin de ce travail.

Cette histoire est, du reste, bien incomplète; car, si les auteurs anciens, Valsalva, Morgagni, etc., etc., ont parlé souvent du développement spontané de gaz libres dans le sang;
s'ils ont rapporté un grand nombre d'observations, malheureusement peu précises ; l'école actuelle, au contraire, a presque complètement (1) laissé ce sujet dans l'oubli ; et hormis
un seul ordre de faits, la décompression, étudiée, du reste,
seulement depuis quelques années, on ne se préoccupe même
pas de la possibilité d'un trouble de ce genre dans d'autres
cas pathologiques.

Et, cependant, il y a des observations bien convaincantes.
Ainsi, l'obs. 58, due à Morgagni, où nous voyons, après une
hernie intestinale gangrenée, la veine gastro-épiploïque
pleine de gaz et le sang du cœur droit très-spumeux.

Malheureusement, les observations aussi nettes que celles-ci
sont rares ; et j'ai vainement cherché, soit dans la thèse de
M. Boureau, soit dans le travail si complet de M. Dolbeau,
d'autres faits où l'on ait constaté le passage, à l'état libre,
dans le sang, de gaz développés dans les tissus. M. Dolbeau (2)
cite cependant un autre cas, dû à Morgagni, où la mort s'est
produite, à la suite d'une plaie des intestins, avec tous les
symptômes de gaz intra-vasculaires, tremblements, puis convulsions, etc., et mort rapide.

Et, cependant, des faits de gangrène gazeuse sont assez
fréquemment observés depuis que Velpeau a appelé l'attention sur cet accident. J'en ai vu deux cas cette année : l'un à

(1) Demarquay. Ess. de pneumatologie médicale 1866, p, 27.
(2) Dolbeau. De l'emphysème traumatique, thèse d'agrégation, 1865.

l'Hôtel-Dieu, qui a servi de sujet à une des remarquables leçons de M. Richet, et dans lequel le gaz développé avait
l'odeur de l'acide sulfhydrique; l'autre, dans le service de
M. Verneuil, suppléé par M. Marchand. Je voulais examiner
le cœur de ce dernier malade; mais l'autopsie, faite qua-
rante-huit heures après la mort, ne pouvait donner de résultats bien précis; car Amussat a montré que, même vingt-
quatre heures après, des gaz cadavériques peuvent déjà être
développés.

Je ne voudrais pas paraître exagérer et dire que l'on devra
trouver souvent des cas aussi nets que l'obs. 58. Mais, si on
réfléchit que les gaz absorbés et devenus libres dans les veines
s'accumulent forcément dans la cavité droite, par le mécanisme que nous avons étudié; et que ces gaz, conséquemment, ne peuvent pas s'exosmoser directement par le poumon, on comprendra qu'une quantité *relativement* minime de
gaz, si elle est répandue dans tout le sang, ou si elle pénètre
d'une façon continue, peut arriver à accumuler dans le ventricule droit une quantité beaucoup plus notable; et c'est ce qui
explique que Verdries, Péchlin, Ollivier, Durand-Fardel, etc.,
aient pu trouver les cavités droites seules distendues par du
gaz presque pur après des troubles malheureusement mal
indiqués.

Donc, on devra, dans quelques cas, penser à la possibilité
de gaz intra-vasculaires; on devra alors ouvrir avec soin le
ventricule droit, et voir si le sang du ventricule ne contient
pas une quantité de gaz beaucoup plus considérable que les
autres sangs; cette différence sera caractéristique, car les
gaz développés *post mortem* existent, en égale quantité, dans
tout le système vasculaire et n'ont pu s'accumuler dans les
cavités droites. Il est nécessaire que l'attention se porte
spécialement sur cette recherche; car, sans cela, l'existence de gaz intra-vasculaires passera presque forcément
inaperçue; et c'est seulement quand cet examen nécrosco-

pique aura été fait un certain nombre de fois, dans les cas spéciaux, que l'on sera en droit de rejeter, comme des faits exceptionnels, ou même comme des faits mal observés, les cas de Morgagni, Pechlin, Ruitz, Grœtz, Santorini, etc.

On devra examiner, à ce point de vue, les cavités droites dans les cas de gangrène gazeuse ; on les examinera aussi dans les cas de plaie intestinale avec extravasation des gaz abdominaux, et peut-être même dans certains cas de tympanite excessive terminés d'une façon anormale. Il peut y avoir, dans tous ces cas, soit osmose des gaz très-diffusibles à travers les membranes vasculaires, soit pénétration directe par une veine altérée et plus ou moins béante.

Je ne crois pas qu'on ait à redouter la production des gaz libres intra-vasculaires, dans les cas d'emphysème simple produit par l'air extérieur ou l'air pulmonaire ; car cet air est composé d'oxygène qui se dissout dans le sang et se combure, et en plus grande partie d'azote. Or, l'azote est fort peu absorbable, comme l'ont montré MM. Demarquay et Leconte (1): ou plutôt l'azote attire à lui tous les gaz, et est lui-même fort peu osmotique, comme l'ont prouvé les recherches si intéressantes, à tant de titres, de notre premier et regretté maître, le professeur Boulland, de Limoges (2).

Au contraire, il est possible que des gaz libres intra-vasculaires puissent se développer dans des cas de gangrène septique non gazeuse : il est possible que des liquides en voie de putréfaction passent dans le sang et y subissent même, pendant la vie, une transformation gazeuse plus ou moins rapide. On ne peut expliquer que par ce mécanisme l'observation 59, où on voit un malade tomber dans le coma, quelques heures après l'ablation d'une tumeur gangrénée fétide,

(1) Demarquay et Leconte. Arch. de médecine, 1859, 1862.

(2) Ch. Boulland. De l'endosmose des gaz et des vapeurs, journal de Robin 1873 et Paris, G. Baillière.

et où on trouve à l'autopsie des gaz abondants dans les artères. Ces faits ne présenteraient du reste rien d'exceptionnel. M. Ranvier n'a-t-il pas montré récemment à la Société de biologie que les infarctus septicémiques, les abcès métastatiques, débutaient souvent par une transformation gazeuse et un petit amas bulleux ; cette fermentation localisée dans certains tissus, ne peut-elle pas, dans d'autres cas, se passer dans le tissu sanguin ?

Donc, dans les cas de gangrène, gazeuse ou non ; dans les cas de traumatismes abdominaux terminés d'une façon anormale par des convulsions, du coma, ou même par des accidents quasi-syncopaux, on doit examiner avec soin le cœur droit et aussi la moelle et le cerveau.

Et nous ne prétendons pas que, toutes les fois où, dans des cas de ce genre, on observera ces accidents généraux, il y aura eu nécessairement gaz intravasculaires ; nous ne prétendons même pas que ces gaz, toutes les fois qu'ils se développeront, entraîneront forcément des accidents ; mais nous avons essayé d'attirer l'attention sur cette complication rare, peut-être, en tout cas possible, des gangrènes diverses et des lésions abdominales (1).

Passons à une cause encore plus mal connue de gaz intravasculaires. Nous étions assez embarrassé par l'observation 61 et par d'autres faits analogues où la mort étant survenue sans gangrène ni emphysème préalable, mais après des efforts inspiratoires, on a retrouvé des gaz dans les vaisseaux. Nous étions disposé à laisser ces faits de côté comme douteux, quand nous avons trouvé, dans un des derniers ouvrages de M. Cl. Bernard (2), non-seulement une explication, mais des faits analogues.

<hr>

(1) M. Parise (Académ. de médecine 1867) a été plus affirmatif, et il n'hésite pas à attribuer la mort à la suite de la gangrène des membres au passage de gaz putrides dans le cœur.

(2) Cl. Bernard. Anesthésiques et asphyxie, p. 346.

L'illustre physiologiste admet, après Troja, que si on insuffle avec force de l'air dans la trachée, cet air passe en nature dans les veines pulmonaires, et, ajoute-t-il, comme l'a vu Troja en 1778, on peut rencontrer de l'air dans le cœur et les vaisseaux, après l'asphyxie par la vapeur de charbon. Ce passage est dû à la lenteur de l'asphyxie et aux troubles respiratoires... il n'est pas spécial à CO ;... « et on pent trouver même chez l'homme de l'air dans le cœur gauche, après des efforts considérables faits pour respirer. » On conçoit que cette seule autorité nous suffise pour nous permettre d'indiquer une deuxième cause aux gaz iutravasculaires : *les efforts respiratoires.*

En résumé, il y a, dans les faits de cet ordre, augmentation de la pression intra-thoracique, et augmentation consécutive du courant endosmotique, avec diminution de l'exosmose.

Et cette explication peut seule rendre compte d'un certain nombre de cas bien observés, bien établis, comme celui de Bichat, celui de de Jaër, les trois faits d'Ollivier, d'Angers (1), celui de Durand-Fardel (2). C'est ainsi que, dans le fait relaté par Bichat, la pneumatose vasculaire est survenue à la suite de contractures convulsives des muscles pectoraux.

Nous croyons aussi devoir attribuer à un trouble des échanges osmotiques pulmonaires certains développements de gaz intra-vasculaires après des hémorrhagies abondantes, utérines ou autres (3). L'augmentation de l'endosmose aurait été produite, dans ce cas, non par une augmentation de la pression intra-thoracique, mais par une diminution de la pression intra-vasculaire. On ne peut songer à expliquer certains de ces faits par une introduction d'air spontanée, veineuse, et nous ne croyons pas qu'on puisse discuter avec

(1) Ollivier d'Angers. Arch. générales de médecine, 1839.
(2) Durand-Fardel. Acad. de médecine, 1851.
(3) Rérolle. Thèse de Paris, 1832, n° 129.

M. Hervieux, M. Demarquay, dans les travaux déjà cités, la possibilité d'une production directe de gaz dans le liquide sanguin, production dont aucune condition physico-chimique ne saurait rendre compte.

Nous ne nous dissimulons pas tout ce qu'il y a de peu rigoureux, d'hypothétique, dans cette discussion rapide : mais, nous le répétons, il faut bien chercher à se rendre compte de faits aussi bien établis que ceux d'Ollivier d'Angers, de Durand-Fardel, etc.

Passons à une troisième cause de gaz intra-vasculaires, cause certainement plus fréquente et surtout mieux étudiée. Je veux parler *des décompressions.*

On le sait, depuis longtemps, les ouvriers qui travaillent dans l'air comprimé, soit au forage des puits artésiens, soit au fonçage des piles du pont ; soit dans des scaphandres pour recueillir des perles, du corail, ou repêcher des épaves, ces ouvriers, dis-je, sont exposés à des accidents variables, souvent mortels. Peu incommodés dans les tubes, *ils « payent en sortant »* : les uns souffrent d'horribles démangeaisons ou *puces*; de douleurs musculaires, avec gonflement, *moutons*; les autres sont plus gravement atteints par des paraplégies complètes ou limitées, paralysies très-passagères ou persistant indéfiniment. Quelques-uns, enfin, meurent, soit subitement en quelques minutes, soit en quelques jours, et alors par suite des progrès de la paralysie. Un grand nombre d'hypothèses ont été émises pour expliquer ces accidents si graves ; récemment M. Bouchard (1) a insisté sur une cause dont l'influence est certaine, mais accessoire, les variations de volume des gaz abdominaux, et consécutivement du sang contenu dans les viscères. Mais, c'est à M. P. Bert (2) qu'on

(1) Bouchard, *Pathogénie des hémorrhagies.* Paris, 1869.

(2) P. Bert. De l'influence des modifications dans la pression atmosphérique, Paris, Masson.

doit d'avoir fixé définitivement le mécanisme de ces accidents, en fournissant les preuves expérimentales d'une hypothèse indiquée déjà par M. Rameaux, de Strasbourg.

M. P. Bert décomprime brusquement des animaux placés sous de hautes pressions, et il voit, dès 3 atmosphères, des bulles très-fines de gaz se dégager dans le sang et ne pas provoquer d'accidents : ce dégagement augmente avec la pression, et enfin, à 5 atmosphères pour l'homme, 7 pour les chiens, 9 pour les lapins, 11 pour les moineaux, on voit survenir des accidents graves et souvent mortels.

Les bulles gazeuses mises ainsi en liberté sont constituées en moyenne par 80 0/0 az., 19 0/0 CO^2, 1 oxyg.

Ce dégagement de gaz libre n'est pas spécial aux espèces supérieures, il s'observe aussi sur les espèces inférieures, les poissons, comme l'ont montré M. P. Bert et M. Ar. Moreau. Et cependant ce dégagement de gaz constaté expérimentalement ne doit pas se produire chez les poissons dans d'autres cas de variations de pression non moins brusque ; quand l'animal passe du fond des mers à leur surface.

On s'est fort peu occupé de cette autre question qui me paraît cependant beaucoup plus pratique : pourquoi des gaz ne deviendraient-ils pas libres dans le sang des aéronautes, quand ils subissent par le fait de courants atmosphériques, des chutes de lest etc., de brusques variations de pression. Cette hypothèse, indiquée par M. Gavarret dans son savant article atmosphère du Dictionnaire encyclopédique (1) me paraît au moins mériter une discussion. Car si nous résumons les analyses de M. P. Bert, nous voyons le sang contenir en moyenne à 5 atmosphères 65 0/0 de gaz ; à 1 atmosphère 60 0/0 ; à 1/2 atmosphère 39 0/0. Or un chien passant de 5 atmosphères à 1 peut avoir des acci-

(1) Gavarret, Dict. encycl., t. VII, p. 155.

dents, et ces accidents chez l'homme seront, pour ce degré de décompression, assez fréquemment mortels. Et si des gaz en quantité nuisible et même mortelle se dégagent quand le sang passe d'un milieu où il en dissout 65 0/0 à un autre où il n'en dissout plus que 60 ; *a fortiori* ces gaz devront-ils se dégager quand ce même sang passera de la pression normale où il contient 60 0/0 à 1|2 atmosphère où il ne doit plus contenir que 39 0]0 (1).

On sait du reste que du sang placé sous la machine pneumatique laisse dégager une mousse abondante, dès que la pression *commence* à baisser ; pourquoi ce que l'on obtient *in vitro* ne se produirait-il pas dans les vaisseaux d'un aéronaute ; pourquoi des gaz ne se dégageraient-ils pas, je ne dis pas en aussi grande quantité que dans la machine pneumatique, car M. P. Bert a prouvé que les lois de Fernet, sur la dissolution nes gaz, déduites d'expériences *in vitro* n'étaient pas applicables au sang contenu dans les vaisseaux ; mais en quantité suffisante, dans quelques cas, pour être nuisible.

Les travaux si complets de M. P. Bert, destinés en partie à confirmer les recherches et les vues si originales, émises par M. Jourdanet (2) sur l'anoxyémie constitutionnelle des montagnes, ont porté sur des variations de pression obtenues assez lentement ; et nous n'avons pas trouvé d'expérience se rapportant à des dépressions brusques. Nous avons donc cherché, en plaçant des cobayes sous un petit appareil où l'on peut faire le vide rapidement, à résoudre la question, sans trop compter sur un résultat ; car les gaz dégagés ne doivent-ils pas se redissoudre dès que l'animal reviendra à la pression normale.

---

(1) Cette discussion pour être rigoureuse devrait tenir compte des variations de proportion des différents gaz, mais même alors elle donnerait les mêmes résultats, et telle qu'elle est énoncée elle suffit pour indiquer notre pensée.

(2) Jourdanet, De l'influence de la pression, etc. Paris, 1875.

Un 1ᵉʳ animal mort après un vide obtenu assez lentement, en 15 à 18 minutes, n'a pas présenté trace d'air. Un 2ᵉ, décomprimé assez rapidement, en 2 à 5 minutes, après avoir présenté une accélération respiratoire, puis des convulsions, enfin une respiration rare, paraît mort. Il est retiré; on incise l'abdomen, l'animal a des mouvements réflexes et revient. On le replace sous la cloche et on refait le vide, l'hémorrhagie de la plaie abdominale, loin d'augmenter comme je m'y attendais, diminue; nouvelle accélération respiratoire, convulsions, puis respiration rare, enfin nulle : je retire l'animal, le cœur bat encore. A l'autopsie, bulles de gaz assez nombreuses, très-visibles dans le sang des cavités droites et des veines caves ; ces bulles sont très-fines, et certainement trop peu abondantes pour avoir pu entraîner des accidents.

On remarquera que la mort s'est produite avec tous les accidents de l'arrêt circulatoire primitif; accélération respiratoire, puis convulsions, respiration apoplectique et rare, enfin arrêt ultime du cœur. Nous n'avons fait que ces deux expériences : elles sont insuffisantes pour autoriser des conclusions et nous chercherons à les compléter plus tard pour résoudre cette question des accidents par dépression très-brusque: car si les variations de l'oxygène de l'air et du sang expliquent bien les faits de mort par raréfaction assez lente de l'air, dans certains cas plus rares mais possibles de dépression brusque, la théorie chimique peut être insuffisante, comme elle l'est pour expliquer les accidents de décompression rapide.

En résumé, la pathogénie des gaz intra-vasculaires est fort incomplète ; trois causes : les gangrènes gazeuses ou autres, les troubles osmotiques respiratoires, les dépressions brusques nous paraissent avoir produit incontestablement dans certains cas la présence de bulles libres dans le sang : mais nous ne saurions affirmer que ces gaz, dans ces cas, aient existé en assez grande quantité pour être nuisibles, ce sera à de nouvelles recherches, non-seulement de mieux établir l'existence de ces causes, mais de fixer leur importance. Un seul ordre de faits, les gaz par décompression brusque, est mieux connu, et c'est celui-là surtout que nous allons étudier ; ce que nous en dirons pouvant, du reste, s'appliquer tout aussi exactement aux autres.

M. P. Bert admet après les décompressions trois ordres d'accidents possibles :

1° Mort instantanée avec cri, convulsions ; et à l'autopsie, cœur et vaisseaux et particulièrement cœur droit et système veineux remplis d'une sorte de mousse ;

2° Cas mixtes : gargouillements cardiaques remarquables, paralysie d'emblée presque générale, mais mort ne survenant pas immédiatement.

Si l'on parcourt les cas de cette deuxième série, telle que les expériences 35, 51, on voit que la mort s'est produite en 5, 10, 25 minutes ou plus ; on voit qu'on a trouvé à l'autopsie des gaz abondants dans les cavités droites ; et il nous paraît évident que les faits regardés comme mixtes par M. Bert sont des cas types d'accumulation lente de gaz dans le cœur droit, des faits analogues aux entrées de l'air spontanées, lentes et prolongées, si souvent observées sur le chien par MM. Amussat, Bouillaud.

Nous réunissons donc ces deux séries en une seule : 1° Cas où *les gaz intra-vasculaires sont assez abondants pour distendre le cœur droit en s'y accumulant.*

Si les gaz sont très-abondants, la distension est rapide, complète, et la mort presque intantanée, comme dans les expériences 53, 54 de M. P. Bert, où les chiens ont été décomprimés à 10 atmosphères.

Au contraire, si les chiens sont décomprimés à 6, 8 atmosphères, comme dans les expériences 36, 37, les gaz sont moins abondants ; la distension est moins rapide, moins complète, quoique suffisante pour produire un gargouillement cardiaque, l'insuffisance tricuspide, l'affaiblissement du pouls ; et la mort survient par asystolie en 8, 10, 20 minutes ; ou les accidents disparaissent si la distension diminue.

En somme, dans la décompression à 6 ou à 10 atmosphères, il y a, comme dans l'entrée de l'air, accumulation de gaz dans le cœur droit ; accumulation souvent considérable, car P. Bert a trouvé exp. 4, 33 c. c. de gaz dans le cœur des chats ; exp. 53, 35 c. c. dans les cavités droites d'un chien ; exp. 54, cœur droit « *tout gazeux* » sans trace de gaz à gauche. Ces gaz du cœur droit proviennent de l'extérieur, s'il y a entrée de l'air ; ils proviennent de tout le système veineux et même des artères à travers les capillaires, s'il y a décompression ; mais dans les deux cas ils produisent les mêmes accidents, lents ou brusques, suivant le degré de distension ; dans les deux cas, ces gaz sont constitués, pour les 4/5, par un gaz fort peu soluble, l'azote : il y a *donc identité complète entre l'entrée de l'air et les cas de décompression où l'on constate au cœur un gargouillement*, ou mieux un souffle hydroaérique.

Mais, de même que nous avons vu beaucoup de cas d'entrée de l'air ne produire que des accidents passagers ou à peu près nuls, de même on voit des animaux décomprimés revenir à eux après des accidents immédiats de perte de connaissance, syncope, etc. ; on en voit d'autres ne présenter aucun trouble immédiat.

Et alors, sur ces animaux qui ont échappé souvent complètement aux accidents d'origine cardiaque, on peut voir survenir des accidents à marche plus lente, mais aussi plus durables et tout différents : c'est la deuxième série de faits de M. P. Bert. On voit alors se produire, sur l'homme comme sur les animaux, souvent après un certain intervalle, ou des troubles locomoteurs peu marqués, paralysies limitées ou passagères, ou des paralysies qui se complètent et persistent indéfiniment; à l'état de paraplégie; ou enfin une paraplégie qui, en progressant et s'étendant, entraîne la mort en 2, 4, 6, 8 jours. A l'autopsie, noyaux de ramollissement, de nécrobiose médullaire, moelle crémeuse en certains points.

Il est à remarquer que les faits de pneumatose vasculaire observés en dehors des décompressions sont tous des faits d'accidents cardiaques, avec distension des cavités droites, des faits de la première classe. Dans tous ces cas, ceux|dé de Jaër, d'Ollivier, de Durand-Fardel, les accidents ont paru avoir une marche brusque; ce qui ne prouve pas que les cavités droites se sont brusquement remplies de gaz, mais simplement que ces gaz accumulés, très-lentement peut-être, n'ont produit de trouble circulatoire appréciable que quand leur quantité est devenue trop considérable. Toujours aussi les accidents cités ont été mortels, probablement parce que les cas d'accidents cérébro-respiratoires passagers produits par une distension gazeuse légère des cavités droites ont échappé à une analyse exacte. Nous ne pouvons rechercher pourquoi, dans ces cas de gaz intra-vasculaires produits, soit par des gangrènes, soit par des efforts respiratoires, soit par hémorrhagie, on n'a jamais observé d'accidents du deuxième ordre, de paralysies, de lésions médullaires. Y a-t-il eu simplement défaut d'observation ; ou les foyers nécrobiotiques médullaires sont-ils spéciaux aux gaz produits par décompression ? Nous manquons complètement de données anatomiques ou physiologiques nous permettant de résoudre cette question.

Un fait nous suffit; après les décompressions brusques seule cause bien étudiée de pneumatose vasculaire, il y a chez les animaux, tantôt des accidents cardiaques immédiats, tantôt des accidents médullaires tardifs.

Et cette division existe aussi chez l'homme :

« Pendant une année une compagnie anglaise, qui employait 24 plongeurs, en a perdu 10 ; 3 moururent subitement ; les autres, devenus paralytiques, succombèrent quelques mois après (1). »

Nous devons donc admettre deux ordres de faits entièrement distincts :

1° *gaz veineux*, simple trouble fonctionnel cardiaque, immédiat, pas de lésions; 2° *gaz artériels*, processus à marche lente, progressive ; lésions nécrobiotiques des centres nerveux.

Ce deuxième ordre d'accidents est produit, en effet, par es gaz dégagés dans les artères. Nous allons en étudier le mécanisme.

M. Tillaux a fait sur ce sujet, en 1868, des recherches très-importantes (2) publiées seulement tout récemment; il a montré que l'injection par la carotide, sur les chiens dont le poids n'est pas noté, de 15 à 20 c.c., d'air produit la mort après un temps variable ; que l'injection par l'artère fémorale, bout central, produit une paraplégie complète ou non. A l'autopsie, foyers de ramollissements dans le bulbe et la protubérance, mais sans hémorrhagie; dans la moelle, au contraire, sorte d'hémato-myélite, ou mieux ramollissement suivi d'hémorrhagie. M. Tillaux avait donc vu sur les animaux cette production d'hémorrhagies médullaires consécutives, que M. Hayem a si bien étudiées sur l'homme : de plus, les lésions qu'il a constatées après introduction de gaz dans les artères sont bien celles observées dans le deuxième ordre

(1) Lacassagne. Précis d'hygiène, p. 254.
(2) Tillaux. Société de biologie, janvier 1873.

d'accidents de décompressions brusques. M. Tillaux conclut ainsi : « L'air ne peut traverser les capillaires, comme je l'ai démontré sur des chiens; il déchire les capillaires lombaires et détermine vers la base du crâne une compression foudroyante. »

D'après M. Cl. Bernard, les gaz qui arrivent dans des organes moins sensibles que les centres nerveux, pourraient y produire des troubles très-analogues. « Les gaz insolubles, dit-il (1), injectés dans d'autres parties du corps que des veines, dans l'art. crurale par exemple, ne produisent pas la mort, mais une gêne plus ou moins grande des fonctions du membre dont parfois ils déterminent l'œdème et même la gangrène. »

Ces faits paraissent prouver que les gaz peuvent arrêter presque complètement la circulation, obstruer les capillaires; mais il y en a de contradictoires.

Nysten a montré dans l'ouvrage si souvent cité : 1° que l'air injecté en petite quantité vers le cerveau par la carotide ne produit pas d'accidents; 2° qu'injecté en grande quantité, il arrive au cœur à travers l'encéphale, le distend et produit la mort par entrée de l'air.

Poiseuille admettait que le sang spumeux traverse les réseaux capillaires, mais seulement sous une pression un peu plus forte que la normale. M. Tillaux reconnaît lui-même que l'injection d'air par l'artère fémorale peut tuer les chiens rapidement, « comme si l'air passait dans les veines. »

MM. Muron et Laborde ont fait une nombreuse série d'expériences (2): ils ont vu sur des membres séparés et sous l'eau, une pression de 3 à 4 c.c., de mercure, suffire pour faire passer l'air de l'artère dans les veines fémorales : et sur des animaux normaux, l'air injecté même brusquement en assez

(1) Bernard. Leç. sur les subs. toxiq. et médicament., p. 162.
(2) Muron et Laborde. Société de biologie, 8 fév. 1873.

grande quantité par l'artère fémorale, ou la carotide revenir aussi rapidement par les veines correspondantes.

Les conclusions posées par MM. Muron et Laborde sont exactes ; mais peu précises : car ces expérimentateurs ne notent ni la quantité d'air injectée, ni la rapidité de l'introduction, ni le temps que met cet air à traverser le réseau capillaire : et on pourrait presque en conclure que l'air, les gaz n'apportent aucune gêne à la circulation capillaire, ce qui serait une exagération opposée.

Sans revenir ici sur le travail de Jamin, déjà discuté, sur les expériences de M. Vulpian, de M. Lannelongue, qui prouvent qu'il n'y a pas aux membres et aux poumons de capillaires ayant plus de trois centièmes de millimètre de diamètre, posons, d'après nos expériences, cette conclusion :

L'air traverse les capillaires, mais avec difficulté ; il n'arrête pas, il ralentit la circulation, et il la ralentit plus ou moins, suivant l'organe considéré, la vitesse normale de sa circulation, la forme de son réseau. Ainsi, exp. 67, nous voyons 8 c.c. d'air injectés brusquement produire dans la circulation intestinale un ralentissement qui équivaut presque à un arrêt complet. Mais l'artère mésentérique adaptée à un organe d'absorption est très-petite par rapport au réseau qui la termine, l'obstacle qu'elle a à vaincre est normalement considérable, la colonne liquide capillaire qu'elle a à pousser est volumineuse et sa circulation est lente ; de plus, dès que la résistance augmente, ce sang passe facilement par dérivation dans un des nombreux troncs voisins.

Au contraire, aux membres où la dérivation est moins facile, où la circulation normale est plus rapide, l'air traverse les capillaires assez rapidement, quoiqu'il y ait un ralentissement notable. Ainsi, exp. 66, le sang spumeux contenu dans l'artère fémorale à un certain moment, a mis dix minutes pour revenir en entier par la veine, c'est-à-dire un temps évidemment plus considérable que du sang normal.

Et le ralentissement était si bien dû à la spumosité, qu'en injectant la même quantité d'air, 5 c.c., mais plus lentement, le ralentissement est devenu moitié moindre, et tout l'air a passé en 4 minutes au lieu de 10.

Si le sang spumeux peut traverser les membres, *a fortiori* doit-il traverser le cerveau, organe dont la circulation est normalement très-rapide, grâce à sa grande richesse vasculaire et à sa position verticale, au-dessus du cœur : seul organe où toute dérivation est presque impossible, car où pourrait refluer le sang poussé vers les artères de la base du crâne ? organe enfin où chaque colonne artérielle exerce son action sur une zone capillaire limitée, puisque, comme l'a démontré M. Duret dans ses remarquables recherches, il n'existe pas de larges anastomoses ni entre les petites artères, toutes terminales types ; ni entre les grandes régions et les gros troncs encéphaliques.

Le sang spumeux doit donc traverser le cerveau assez facilement ; et en effet, Nysten, Muron et Laborde ont vu l'air poussé par une carotide revenir assez vite par les jugulaires ; exp. 62 la jugulaire contenait des bulles gazeuses une demi-minute après le commencement de l'injection exp. 63, au bout de cinq minutes, on retrouve une grande quantité de l'air injecté, accumulé dans le cœur droit. Nysten avait vu aussi qu'on peut tuer un chien par distension du cœur en injectant l'air par la carotide.

Donc, le sang spumeux n'arrête pas la circulation cérébrale, mais certainement comme celle des autres organes, comme celle des membres, il la ralentit, et considérablement. Ainsi, exp. 63, cinq minutes après l'injection, il y a encore de l'air dans les sinus et peut-être dans la substance cérébrale, finement crépitante.

D'après ces injections comparées d'air vers les artères mésentérique, fémorale, carotide, nous pouvons conclure ainsi : 1° *le sang mêlé de bulles gazeuses circule plus difficilement dans les réseaux capillaires ;* il ralentit plus ou moins la circulation, sans pouvoir l'arrêter.

2° *Ce relentissement est en raison directe de la spumosité du sang, et de la vitesse circulatoire* normale de l'organe considéré.

Nous sommes heureux de pouvoir appuyer ces conclusions, non-seulement sur nos expériences, mais sur des fais observés par un maître dont personne ne recusera l'autorité. M. Brown-Séquard a bien voulu nous dire que, dans plusieurs cas, il avait pu constater, chez des animaux supérieurs, la présence de gaz libres dans tout le système vasculaire, sans avoir jamais observé de troubles circulatoires nettement appréciables.

Les gaz introduits expérimentalement dans la circulation et les gaz développés spontanément, produisent évidemment le même trouble, seulement dans ces cas pathologiques, jamais le sang n'est véritablement spumeux et ne contient un nombre de bulles comparable à celui qu'on peut injecter : le ralentissement circulatoire est donc généralement encore moins marqué que dans les expériences. D'un autre côté, comme les bulles sont répandues dans tout le sang, ce ralentissement est continu ; il n'y a point, comme dans nos expériences 65, 66, de moment où il est maximum pour diminuer, puis cesser ensuite rapidement ; il persiste tant qu'il reste des gaz libres.

Quels seront les troubles fonctionnels consécutifs de ce ralentissement plus ou moins marqué de la circulation de tous les organes ?

1° Ils varient avec l'espèce, l'animal consiéré.

Les gaz libres intra-vasculaires paraissent assez fréquents

chez certaines espèces inférieures. Ainsi, Redi, Caldesius, Morgagni, en ont trouvé souvent sur les tortues de terre ou de mer; Lancisi sur les vipères et sur les carpes du lac de Garde. Or, sur ces animaux où chaque organe vit à part, sans dépendre intimement des autres, ces gaz intra-vasculaires circulent sans troubles appréciables, sans que la vie générale due à l'association des organes cesse d'exister.

Au contraire, chez les animaux supérieurs, dont le mécanisme est plus complexe, dont tous les appareils sont intimement soudés et dépendants, les gaz intra-vasculaires détermineront des troubles généraux graves, mortels même, comme le prouvent les expériences de MM. Tillaux, Muron et Laborde, les nôtres et les décompressions brusques; là encore ces troubles sont plus ou moins rapides, suivant l'espèce considérée, comme l'a montré M. Bert.

Le ralentissement circulatoire n'aura tué complètement qu'un seul élément, comme nous allons le voir : l'élément nerveux; et cependant la mort deviendra générale; les autres organes cesseront consécutivement de se nourrir. Car, au moins pour les espèces supérieures, « le syst. nerveux est le passage obligé entre l'animal vivant et le monde qui l'entoure, non-seulement pour les fonctions de la vie animale, mais aussi pour les phénomènes de la vie de nutrition (1) »; fonction animale et rénovation moléculaire nutritive étant du reste corrélatives, comme l'a depuis longtemps indiqué M. Robin.

2° Les effets du ralentissement varient aussi avec les organes considérés, puisque, le ralentissement étant général, comme la présence des gaz, nous venons de dire que les centres nerveux sont seuls modifiés.

On le sait, la circulation peut-être interrompue assez long-

(1) Cl. Bernard. Leçons sur la chaleur animale, pp. 199 et suiv.

temps dans un membre, dans un viscère, par suite d'oblitération vasculaire, de ligatures, etc ; la fonction sera momentanément troublée ; puis, si la circulation se rétablit, tout rentrera dans l'ordre, malgré une interruption circulatoire complète de plusieurs heures et souvent bien davantage.

Le sang spumeux ne saurait produire, en ralentissant momentanément la circulation, d'accidents plus graves que ces arrêts circulatoires, certainement plus complets.

Je ne nie pas que M. Cl. Bernard ait pu observer des œdèmes et des gangrènes de membres par introduction d'air dans leurs artères : mais alors il a dû, ce qu'il n'indique pas, en injecter consécutivement de grandes quantités, et remplir complètement de gaz le système vasculaire du membre en expérience. De même, je ne crois pas qu'on doive chercher, comme on l'a fait dans le développement local de gaz intra-vasculaires, la cause des accidents gangréneux observés après des congélations brusquement réchauffées : ces gaz ne sauraient être en assez grande quantité pour produire un arrêt circulatoire prolongé. En tout cas, les gaz intra-vasculaires, développés par les causes indiquées plus haut, sont toujours trop peu abondants pour que la nutrition des membres ou des viscères soit sérieusement troublée.

Mais si la circulation d'un membre peut être interrompue plusieurs heures sans lésions irrémédiables, au contraire, celle du cerveau, beaucoup plus sensible, plus vasculaire, plus actif dans sa nutrition, ne peut être interrompue ou même ralentie qu'un temps très-court. M. Brown-Séquard (1) a montré que, si un muscle dont on rétablit la circulation, peut reprendre sa contractilité vingt heures après la mort, et même deux ou trois heures après la rigidité cadavérique ; le cerveau d'un chien, au contraire, ne reprend plus ses

____

(1) Brown-Sequard. Journal d'anatomie et de physiologie, 1858, p. 100.

fonctions par le rétablissement de la circulation, s'il a été privé de sang pendant six, dix, dix-sept minutes au plus. Conséquemment, un ralentissement circulatoire, sans effet sur la nutrition des autres tissus, pourra entraîner des troubles graves dans celle des centres nerveux, et c'est ce qui arrive pour les gaz intra-vasculaires. Ces gaz arrivant aux centres nerveux; le ralentissement de la circulation cérébro-spinale produit ou des symptômes nuls, ou : 1° des *troubles fonctionnels* assez rapides, immédiats ; 2° si ce trouble nutritif se prolonge, une *altération chimique* irrémédiable des éléments nerveux, des foyers de ramollissement, etc.

Etudions d'abord les effets des *gaz intra-vasculaires sur le cerveau, l'anémie cérébrale.*

De même qu'une anémie cérébrale légère, que la ligature d'une carotide, et même de deux, ne produit pas sur les animaux de troubles appréciables, de même l'injection lente d'une petite quantité de gaz par la carotide, n'est suivie, d'après Nysten, Magendie, etc., d'aucun accident ; le ralentissement circulatoire est resté compatible avec les fonctions.

Si l'injection carotidienne d'air est plus considérable, on a tous les troubles de l'*arrêt de la circulation cérébrale.* On sait que, même après la ligature des quatre artères vertébrales et carotides, on n'a pas, sur les animaux, d'ictus véritable ; la sensibilité, les mouvements ne se perdent que progressivement. On sait surtout que le cœur, la respiration restent normaux, et la moelle intacte, si bien que M. Vulpian propose presque cette ligature comme moyen anesthésique (1), dans les expérimentation physiologiques.

De même, après les injections d'air par la carotide, la sensibilité, les mouvements, se perdent rapidement, avec ou sans convulsions.

Ces convulsions, indiquées par M. Tillaux, observées par

MM. Muron et Laborde, sont analogues à celles qui se produisent, quelquefois, après l'embolie cérébrale du côté paralysé. Ces convulsions existent aussi, nous l'avons vu, après l'entrée de l'air dans les veines ; elles peuvent donc être produites et par les gaz veineux et par les gaz artériels. Et en effet, dans dans les deux car, il y a anémie cérébrale : seulement dans le premier cas, cette anémie est due à l'arrêt circulatoire général ; au contraire, après l'injection carotidienne, l'arrê circulatoire est local, borné à l'encépale. Aussi, à moins que l'air n'ait été poussé jusqu'au bulbe, la respiration persiste : le cœur, la circulation continuent toujours, un temps variable d'après Tillaux ; plusieurs heures, d'après Nysten, Magendie, Muron et Laborde.

La circulation persiste toujours, mais elle est modifiée, et je crois avoir étudié le premier cette influence de l'*anémie cérébrale* sur la circulation, d'une façon précise.

Quelques secondes, vingt à quarante, au moins après l'injection :

1° La *tension artérielle* augmente, augmentation qui, souvent, devient considérable, 14, 16 c. c. de mercure, comme le prouve le tracé VII.

2° Un peu plus tardivement, une minute environ après le début de l'injection carotidienne, il y a eu *ralentissement* du cœur, avec *augmentation* de la force de ses contractions. Le pouls devient plus rare, mais ample, vibrant ; les oscillations kymographiques, les ondées sont énormes ; mais leur ralentissement peut être tel qu'en somme la tension, d'abord très-augmentée, le devient moins. Remarquons aussi, qu'à l'exp. 63, l'anémie du cerveau a provoqué une évacuation d'urine.

Nous n'insistons pas sur ces expériences d'injection d'air vers le cerveau, nous réservant de publier prochainement des expériences plus complètes sur l'anémie des centres

(1) Vulpian. Lec. sur l'emb., loc cital., p. 224.

nerveux totale ou partielle ; expériences que nous avons commencées depuis quelque temps dans le laboratoire de pathologie expérimentale, et qui nous ont donné déjà des résultats fort curieux. Il ressort de ces recherches un seul fait intéressant directement ce travail, c'est que l'air produit les mêmes effets que les autres moyens d'anémie cérébrale : il agit donc bien en ralentissant la circulation.

Remarquons aussi que, dans les seules expériences citées, obs. 62, 63, l'air a été injecté lentement en petite quantité par la carotide ; il n'a donc pas reflué vers le bulbe, et a seulement ralenti la circulation des artères cérébrales antérieure et moyenne. L'anémie a donc porté surtout vers le sillon crucial, sur les circonvolutions, sur la partie convexe du cerveau ; dans cette région dont l'excitation électrique détermine, non-seulement des contractions des muscles striés, mais aussi des contractions des muscles lisses, vessie, intestin, etc., en un mot une excitation générale de tout le système moteur, comme l'ont parfaitement prouvé les expériences de M. Bochefontaine (1), faites en partie en collaboration avec M. Lépine.

Sans insister, dans ce travail, sur l'analogie des effets convulsivants de l'anémie et de l'excitation électrique, nous voyons, en résumé, le ralentissement circulatoire, la présence d'air dans la partie antérieure et moyenne du cerveau, produire *une excitation générale du grand sympathique, augmentation de la tension, évacuation d'urine, etc., avec ralentissement du cœur* ; ces troubles immédiats sont entièrement l'opposé de ceux de l'entrée de l'air dans les veines, où nous avons constaté une chute de la tension avec accélération du cœur,

(1) Société de biologie, 4 juin, 9, 31 juillet, 29 novembre 1875.

Couty.   10

et on voit maintenant pourquoi nous avons rejeté toute théorie cherchant à expliquer les accidents d'entrée de l'air ou de gaz veineux par une modification primitive du cerveau.

C'est surtout pour bien établir cette différence symptomatologique entre les gaz cérébraux et les gaz cardiaques, différence encore niée par quelques auteurs, que j'ai insisté sur ces faits d'anémie cérébrale ; car je ne crois pas qu'on puisse expliquer et obtenir, par des injections de gaz dans la carotide, les troubles dûs aux gaz intravasculaires. Après les décompressions, en effet, il y a des gaz, non-seulement dans le cerveau, mais dans le mésocéphale et la moelle : il y a anémie de tous les centres encéphalo-médullaires et non anémie partielle cérébrale, et les effets doivent être différents. C'est ainsi que l'anémie, la cessation de l'action du mésocéphale peut très-bien déterminer non une augmentation, mais une chute de la tension. On sait, en effet, que si on sectionne la moelle au-dessus l'atlas, ou même le mésocéphale, dans les points situés un millimètre en arrière des tubercules quadrijumeaux, comme l'on fait de Bezold, Owjaniskow (1), on obtient, comme par l'anémie cérébrale, un ralentissement du cœur ; mais la tension est diminuée et non pas augmentée. Nous allons du reste voir que les symptômes d'anémie observés le plus souvent après les décompressions, sont des symptômes d'anémie médullaire, et non pas ceux que nous avons constatés dans l'anémie cérébrale.

Un animal, un homme est décomprimé ; si les gaz dégagés sont peu abondants, le ralentissement qu'ils produisent reste

(1) Vulpian. Leç. sur les vaso-moteurs, t. i, pp. 263-350, art. Moelle p. 545.

compatible avec les fonctions; et c'est ainsi que M. P. Bert a vu des gaz se dégager dès 3 atmosphères et cependant les accidents ne survenir que vers 6-8.

Si les gaz sont en quantité plus considérable, on observe, avec ou sans accidents cardiaques immédiats antérieurs, dûs au gaz veineux; avec ou sans *puces, moutons,* dûs aux dégagements de gaz dans le tissu cellulaire sous-cutané, etc., comme l'a montré M. P. Bert; on observe, dis-je, souvent plusieurs minutes après la décompression, des paralysies évidemment d'origine médullaire; car elles sont le plus souvent paraplégiques.

Ou ces paralysies sont très-passagères, et l'animal se remet complètement. Plus souvent la paralysie persiste; l'élément nerveux, dont la nutrition a été ralentie, troublée au-delà d'un certain degré, est devenu inapte à reprendre ses fonctions; quoi qu'il arrive, il est et restera mort.« Je n'ai jamais vu, dit M. P. Bert, de paralysies ayant duré plus d'une heure, guérir consécutivement..... » Est-ce à dire que la paralysie une fois établie, persistante, la gêne circulatoire persiste? Je ne le crois pas. M. P. Bert, dans les autopsies de ce genre, n'a trouvé que très-rarement quelques bulles d'air dans les vaisseaux; et rapprochant ces résultats de ceux de nos expériences d'injection directe, nous croyons devoir conclure que les gaz intravasculaires artériels ralentissant simplement la circulation, ne tardent pas à passer peu à peu dans les veines, à s'arrêter dans le cœur droit et à s'y dissoudre. Quelques heures après la décompression, il n'y a plus de gaz libres, où à peine quelques bulles; la circulation est normale, mais à ce moment il y a dans la moelle des points dont la nutrition, trop longtemps suspendue, n'a pas recommencé, il y a *des points nécrobiosés.*

Et alors deux choses sont possibles, nous l'avons vu.

Ou la lésion reste limitée, le ramollissement ne dépasse pas la lésion inférieure de la moelle ; on a une paraplégie persistante, comme le cas cité par P. Bert, d'un ingénieur paraplégique, depuis dix ans, à la suite d'une décompression.

Ou le foyer nécrobiotique s'étend de proche en proche : la paralysie remonte, et la mort survient après deux, quatre, huit jours. A l'autopsie, on trouve des foyers de ramollissement non hémorrhagiques, d'après P. Bert ; hémorrhagiques, le plus souvent. d'après les expériences de Tillaux : et cette extension mortelle des foyers nécrobiotiques s'observe aussi chez l'homme comme le prouve le cas exposè par M. P. Bert à la Société de biologie, le 27 juillet 1875.

Pourquoi la lésion débute-t-elle par le renflement dorso-lombaire médullaire ?

On pourrait croire que c'est parce que tout ralentissemen circulatoire, portant sur un point plus important, mésocéphale, etc., produit une mort rapide sans ramollissement possible. Mais il doit y avoir une autre raison, et cette localisation paraplégique des accidents, par les gaz intra-vasculaires, n'est pas plus étonnante que les paraplégies dûes à certains agents toxiques. On le sait, en effet, c'est toujours par le train postérieur que débutent les paralysies dues à une altération du sang ou de la circulation. Cette particularité est-elle due à une moins grande rapidité de la circulation dans la partie inférieure de la moelle, située sur un point plus déclive, du moins pour l'homme, plus éloignée du cœur et peut-être moins vasculaire ? est-elle due, pour ce qui regarde les gaz, à la disposition différente des artères, terminales au bulbe et à l'encéphale, anastomosées à la moelle ? c'est ce qu'il est aujour d'hui difficile de préciser.

Quant à l'extension progresive des foyers nécrobiotiques, alors même que la circulation est redevenue normale, elle n'a rien d'exceptionnel. Ne sait-on pas que tous les éléments nerveux voisins sont unis anatomiquement et physiologiquement, et réagissent les uns sur les autres, l'intégrité de la nutrition de chacun d'eux dépendant de celles de tous les autres. Et si M. Hayem (1) a pu provoquer des myéliites centrales, en arrachant le sciatique, c'est-à-dire en détrui. sant un certain nombre de fibres radiculaires, a fortiori comprend-on l'extension possible d'un foyer nécrobiotique. Il est vrai, il y aurait, d'après M. Hayem, myélite, lésion inflammatoire ; mais M. Vulpian (2) a montré qu'on ne saurait bien souvent distinguer les lésions nerveuses dites irritatives des lésions paralytiques ou nécrobiotiques.

En résumé, les lésions des gaz intra-vasculaires, avec leur siége, leur forme et leurs symptômes, sont en tout semblables à celles constatées par M. Vulpian, dans le cerveau, après l'injection de grains de tabac et de pavot; dans la moelle, après l'injection de lycopode (3); en tout semblable au ramollissement par embolie cérébrale.

C'est donc bien, en ralentis-sant d'une façon prolongée la circulation médullaire, que les gaz entraînent la production de foyers nécrobiotiques d'abord limités, et on ne saurait chercher une autre explication.

Il est prouvé que la compression cérébrale produit du coma, de la paralysie, etc. (4). Mais on ne saurait admettre, avec Tillaux, que les gaz agissent sur le cerveau, en le *comprimant*; les bulles prennent simplement la place du sang dans les vaisseaux du cerveau, entourés du reste des gaînes lymphatiques largement dilatées de M. Robin; et, de plus, pour produire le coma

(1) Hayem. Arch. de physiologie. 1873, p. 504.
(2) Vulpian. Bull. Société de biologie. 1871, p. 204.
(3) Vulpian. Phys. du syst. nerveux, p. 457. Vaso-moteurs, t. II.
(4) Paulet. Art. « Liquide céphalo-rachidten. » Dictionn. encyclop., t. XI, p. 62,

et l'insensibilité, ce n'est pas 30 ou 40, c'est 100 à 150 c. c. d'air qu'il faut injecter dans l'arachnoïde d'un chien, comme l'a vu M. Bernard (1), qui emploie souvent ce moyen anesthésique.

Les gaz, non plus, n'ont pas d'action toxique, comme le voulait Bichat. On comprend, et M. Chauveau l'a prouvé récemment, que des globules d'un pus septique puissent, en dehors de tout trouble vasculaire, agir sur les éléments cérébraux, et produire des foyers inflammatoires, tout différents du reste, par leur forme, et leurs symptômes, des foyers nécrobiotiques.

Mais les gaz libres, putrides ou non, en tant que gaz libres intra-vasculaires, ne sauraient *avoir qu'une action mécanique*, et cette action nous la connaissons.

Les gaz, mêlés au sang, ralentissent la circulation capillaire d'où :

1° *Anémie cérébrale* avec excitation du sympathique, ou mieux, *anémie bulbo-médullaire* ;

2° Et consécutivement, *nécrobiose des éléments nerveux*, hémorrhagique ou non, limitée ou s'étendant.

Quoique le trouble capillaire soit général, l'élément nerveux, plus sensible, est seul altéré ; c'est *l'arrêt des fonctions nerveuses qui produit consécutivement l'arrêt respiratoire, et beaucoup plus tard, l'arrêt circulatoire.*

Nous nous sommes arrêté trop longuement, peut-être, sur les gaz intravasculaires ; car nous n'avons fait le plus souvent que répéter l'excellent travail de M. Bert en y faisant à peine quelques critiques de détail ; nous avons cru devoir insister sur la pathogénie de ces gaz intravasculaires, encore si incertaine et si digne de nouvelles recherches ; nous avons voulu étudier complètement la cause des lésions nécrobio-

(1) Je tiens ces faits non encore publiés de mon excellent ami, M. d'Arsonval, préparateur du Collége de France, et je le remercie d'avoir bien voulu me les communiquer.

tiques médullaires, ce ralentissement circulatoire capillaire,
dont généralement on exagère la valeur ; nous avons cherché
aussi à distinguer plus complètement peut-être que M. P.
Bert, non-seulement les gaz dans le cerveau et les gaz dans
le cœur, mais les gaz veineux et les gaz artériels, et nous
avons établi ainsi deux grandes classes comprenant tous les
faits possibles non-seulement de pénétration de l'air extérieur,
mais de développement spontané de gaz.

*Gaz dans la veines, trouble fonctionnel cardiaque, arrêt circu-
latoire immédiat, mort consécutive des organes.*

*Gaz dans les artères, trouble nutritif et nécrobiose lente des élé-
ments nerveux, arrêt circulatoire ultime.*

THÉRAPEUTIQUE.

Une première question devrait être préalablement discutée ;
celle de savoir si l'existence de l'entrée chirurgicale et spontanée de l'air est bien établie. Car, on le comprend, il serait
inutile de s'astreindre à des manœuvres souvent gênantes,
pour se préserver d'un accident hypothétique. Nous ne
croyons pas devoir nous attarder sur ce point : après les expériences d'Amussat, Bouillaud, qui ont pu tuer par entrée
spontanée de l'air, un grand nombre d'animaux, chiens,
chevaux, moutons, etc.; après les accidents analogues observés depuis par Cl. Bernard ; après les faits nombreux
constatés sur l'homme et publiés ; je ne crois pas qu'on puisse
nier, après Velpeau, Gerdy, Blandin, la possibilité de l'entrée
de l'air ; on ne peut même rester dans le doute, comme l'ont
fait, en 1845, les savants auteurs du Compendium de chirurgie, etcomme le fait après eux, M. Nicaise, (1) dont l'excel-

(2) Nicaise. Des plaies et de la ligature des veines. Thèse d'agrég., p. 63.

lente thèse présente, du reste, un résumé assez complet des théories émises.

L'entrée de l'air, chirurgicale, spontanée, est un accident parfaitement démontré.

Autre chose est de discuter sa fréquence.

Nous ne voudrions point paraître exagérer, et cependant nous croyons que cet accident, en tenant compte seulement des opérations faites dans la région dangereuse, est au moins aussi fréquent que les autres genres de mort subite. Cette complication n'est signalée que depuis 1818; elle n'est bien connue que depuis 1825, 1830 ; et cependant il serait facile de rassembler au moins 100 cas publiés; la littérature chirurgicale renferme-t-elle un plus grand nombre de cas bien établis de ces morts par le chloroforme, ou de ces morts mal définies qu'on a qualifiées de syncopales, et qu'on a dû con fondre bien souvent avec le gendre d'accidents que nous étudions.

Sur ces 100 faits d'entrée de l'air, la moitié au moins a été observée dans une courte période, de 1830 à 1840, et il est certain que depuis, les cas d'entrée de l'air publiés sont devenus moins fréquents. A cela deux raisons.

L'entrée de l'air est aujourd'hui connue de tous les chirurgiens, et lorsqu'ils opèrent dans la région dangereuse, ils savent prendre les précations nécessaires pour éviter cet accident.

Enfin et surtout, les conditions des opérations ont été totalement modifiées par l'emploi des anesthésiques.

La blessure des veines et conséquemment l'entrée de l'air devait être beaucoup plus fréquente chez des malades maintenus sur la table d'opération par la force de plusieurs aides ; chez des malades exposés à des mouvements, à des contractures réflexes produits par l'excès de la douleur.

Le chloroforme diminue donc réellement le nombre des cas

d'entrée de l'air; mais nous croyons qu'il diminue encore davantage le nombre des cas observés ou publiés.

Les accidents généraux de l'entrée de l'air disparaissent, manquent presque complètement, comme nous le verrons sur les malades anesthésiés ; et il est fort possible que, avec une conviction complète, l'opérateur prenne pour une syncope, une mort qui n'a présenté aucun des accidents caractéristiques. Peut-être même, quelquefois, dans certains cas de mort dont la cause paraissait au moins douteuse, a-t-on préféré accuser le chloroforme et éviter de faire une autopsie qui aurait pu démonter l'existence d'une faute opératoire, faute parfaitement excusable d'ailleurs dans ces opérations si pénibles.

On conçoit cependant, qu'en présence de toutes ces causes d'erreur il soit difficile d'apprécier d'une façon précise la fréquence de cette complication : il serait nécessaire pour résoudre cette question, de faire l'autopsie de tous les malades morts subitement ou rapidement pendant une opération portant sur la région dangereuse. Il nous suffit du reste, d'avoir montré que l'entrée de l'air est loin d'être rare : et ces dernières années encore, MM. Giraldès, Depaul, Trélat, Le Fort (1) ont publié des observations très-convaincantes.

Et maintenant, dans quelles régions aura-t-on à redouter cet accident.

Bérard se basant uniquement sur les données anatomiques croyait, nous l'avons vu, que l'entrée de l'air est possible dans une région régulièrement elliptique, ellipse dont les deux clavicules auraient constitué le grand axe. Amussat, s'appuyant sur la physiologie, arrêtait cette zone dangeureuse à tous les points où le pouls veineux normal cesse d'être appréciable.

(1) Trelat et Le Fort. *Gaz. médicale* 1872, p. 115.

Nous allons voir que ces évaluations théoriques sont contredites par la pathologie expérimentale.

M. Bouillaud, opérant sur des animaux sains, a parfaitement montré, que l'air pouvait s'introduire par des plaies faites sur des régions où le reflux veineux n'était nullement perceptible.

Si, maintenant, nous résumons tous les cas où nous avons trouvé bien indiqué laquelle des veines avait été ouverte, nous voyons que l'air s'est introduit 9 fois par la jugulaire externe, 8 fois par les veines axillaires grandes ou petites, 5 fois par la jugulaire interne, 3 fois par la veine sous-scapulaire, 2 fois par la veine faciale, 2 fois par la jugulaire antérieure, 2 fois par une veine cervicale et 2 fois seulement, par une veine pectorale, assez rapprochée de la clavicule. Quelques-uns de ces faits, auxquels il faut ajouter ceux de MM. Trélat, Le Fort, prouvent que l'air peut pénétrer par des veines assez petites.

Si, pour mieux préciser, dans quels points de leur trajet, ces veines ont été ouvertes, nous résumons les causes des opérations, nous trouvons 8 tumeurs du cou, 4 tumeurs de la parotide ou du maxillaire, 5 tumeurs de l'aisselle ou de l'épaule, 3 désarticulations du bras, 3 ligatures de la sous-clavière, 3 tumeurs du sein, 1 application de séton, 1 saignée de la jugulaire.

Il est évident que nous rapportons seulement des cas bien établis, et des cas observés sur l'homme. On sait, en effet, que sur les chevaux, l'entrée de l'air est une complication fréquente de la saignée de la veine jugulaire. Cet accident est généralement moins grave pour les chevaux, nous savons pourquoi: mais même chez ces animaux, il peut entraîner la mort, comme le prouvent les observations de MM. Bouley, Amussat, Bouillaud.

Ajoutons, enfin, que M. Le Fort a signalé récemment l'entrée de l'air, comme une complication possible des opérations de la région laryngée et en particulier de la laryngotomie.

Nous voyons donc que la zône dangereuse, s'étend très-irrégulièrement au niveau de la parotide, et aussi vers l'épaule et l'aisselle, où l'entrée de l'air est assez fréquente : au contraire, les opérations si nombreuses, faites dans la moitié inférieure de l'ellipse de Bérard, au niveau, la région mammaire et pectorale ne donnent lieu à cet accident que dans des cas exceptionnels. Cette zone dangereuse peut prendre une extension, encore plus irrégulière, dans les cas pathologiques, dans les cas *de tumeurs* où les parois des veines adhérentes aux tissus voisins, restent béantes après la section; dans les cas de *varices, d'altérations veineuses*, dans ces cas, par exemple où l'on observe un pouls veineux très-fort jusque dans le membre inférieur (1). On sait du reste que sur les animaux, l'air peut s'introduire par les veines hépatiques, les veines du rachis, les sinus cérébraux (2), qui toutes présentent un calibre difficilement variable : et on a même observé chez l'homme, des cas ou le même accident s'était produit par des veines éloignées. Nous ne parlerons pas des introductions d'air par les veines utérines, qui ont, nous l'avons vu, un mécanisme spécial : l'obs. 19 empruntée à Barlow nous offre un cas où la pénétration a eu lieu par les veines de la joue, devenues variqueuses : on trouve, dans *The lancet* de 1848, un autre cas où l'air aurait passé dans les cavités droites, à la suite de l'ouverture d'un abcès de la cuisse.

Outre ces conditions pathologiques, il en est d'autres purement opératoires qui facilitent aussi et même produisent

(1) Marey. La circulation, p. 530 cas de Gubler et Verneuil.
(2) Cl. Bernard. Lec. sur la chaleur animale, p. 119, et soc. de biologie, 1873.

l'entrée de l'air ; nous ne pouvons mieux faire que d'en emprunter le résumé à Erichsen (1).

« La traction opérée par le chirurgien sur le pédicule d'une tumeur peut, si ce pédicule contient une veine, la canaliser momentanément et la maintenir ouverte. Si la section d'une veine est incomplète, surtout dans le sens transversal ; les parois divisées ne se rapprochent pas, et elles sont, au contraire, écartées et maintenues béantes par la rétraction des tissus voisins. La béance d'une veine incisée peut encore être facilitée par les positions diverses données successivement au bras et à la tête. Enfin, l'introduction de l'air est favorisée par la position du vaisseau divisée dans l'angle de la plaie, car alors toute traction opérée sur les lambeaux écarte largement les parois de la veine. »

Et Erichsen montre par l'analyse des observations de Beauchêne, Dupuytren, Delpech, Castara, Roux, Miraut, Warren, Mott, Malgaigne, etc., que ces données théoriques sont confirmées par les faits pathologiques.

Moyens préventifs. — Les conditions anatomo-pathologiques de l'entrée de l'air étant connues, que devra faire le chirurgien dans toute opération où il peut craindre cet accident.

Je ne m'arrête pas à un moyen presque impraticable, proposé en 1837 par Lafargue à l'Académie de médecine, par Bouchon à l'Académie des sciences, celui de faire sous l'eau toutes les opérations de la région dangereuse ; à cet autre par trop radical, peut-être peu utile, la ligature préalable

(1) Erichsen. Chirurgie T. 1. p. 287.

des gros troncs veineux efférents, etc. ; à cet autre enfin, complètement héroïque, employé par Boyer pendant quelque temps, celui de ne pas opérer les tumeurs situées dans la zône dangereuse.

L'entrée de l'air est due à l'aspiration, et l'on a pensé avec raison à diminuer le vide inspiratoire.

Gerdy a proposé de comprimer la poitrine avec la main ou des bandelettes agglutinatives ; ce moyen n'aura, je crois, d'autre résultat que rendre l'inspiration plus diaphragmatique.

Erichsen comprime avant l'opération avec des bandelettes ou mieux de la flanelle la poitrine et aussi l'*abdomen* ; et les inspirations deviennent forcément plus petites ; il prétend même avoir par ce moyen arrêté sur des animaux la pénétration d'air déjà commencée. Je crois ce moyen, employé jusqu'à la fin de l'opération, utile, mais je doute que dans la pratique il soit fréquemment employé.

Mais voici d'autres précautions dont on ne saurait se départir.

1° Dans toute opération sur la région dangereuse, *on établira une compression entre la partie et la veine cave*.

Dans certaines tumeurs cervico-parotidiennes, la compression peut être faite directement sur le tronc veineux, par exemple la jugulaire externe ; au contraire, dans la région scapulaire postérieure, on pourra comprimer en masse tous les tissus. Les doigts ou la main seront seuls employés ; je ne crois pas que l'on puisse attendre un effet utile des instruments contentifs.

Il est des cas où, pour des raisons diverses, la compression sera peu utile ou impraticable.

2° On évitera les cris, les mouvements du malade et surtout les mouvements communiqués : renversements de la tête, mouvements divers de l'épaule. M. Bouillaud n'a-t-il pas montré qu'il suffit d'écarter sur les chiens le membre antérieur du tronc pour voir l'air pénétrer en grande quantité par une plaie de la sous-clavière.

3° On évitera avec plus de soin qu'ailleurs de léser les gros troncs veineux ; donc inciser à petits coups sur une sonde cannelée, etc. Si l'on est forcé d'ouvrir une veine, on la liera préalablement si elle est grosse ; on la sectionnera complètement d'un seul coup si elle est petite. Pendant toutes ces manœuvres, au niveau de la veine, on ne devra pas tirer sur le pédicule de la tumeur; la poitrine sera comprimée par un aide pour empêcher les grandes inspirations.

De même, si l'on s'aperçoit qu'une veine a été ouverte, on devra ou la lier ou achever sa section en employant les mêmes précautions.

Moyens curatifs. — Malgré toutes ces précautions, il y aura des cas où l'entrée de l'air se produira, et alors comment la reconnaître et, une fois reconnue, comment la combattre?

Blandin (1) demandait quatre signes dont l'ensemble était seul caractéristique : l'ouverture constatée d'une grosse veine, un gargouillement saccadé et non un simple sifflement, le bruit de souffle cardiaque spécial, enfin le reflux par la plaie de la veine d'un sang écumeux.

Laville, dans sa thèse déjà citée où ce point est assez bien traité, n'en exige que deux : le bruit d'introduction, la syncope consécutive ; et ces deux signes sont constants d'après lui chez l'homme.

(1) Blandin, thèse de professorat, Des accidents des opérations, 1841.

Or, nous avons étudié dans la première et même dans la deuxième série symptomatologique des cas d'entrée de l'air chirurgicale bien constatés, où il n'y avait ni perte de connaissance ni même de trouble cérébral appréciable.

Le bruit d'introduction, bruit de sifflement, de glouglou, de lapement, de succion, bruit fort variable avec la dimension de la plaie, le calibre de la veine, sa tension, peut être méconnu. Ce bruit peut même manquer complètement, comme le prouvent les observations de Putegnat, Warren, Barlow, etc., et surtout les deux cas déjà cités, observés par MM. Le Fort et Trélat.

L'entrée de l'air n'a donc pas de symptômes constants et caractéristiques. De plus, dans les conditions actuelles des opérations, le diagnostic immédiat de l'entrée de l'air est rendu vraiment difficile, si difficile que des hommes fort distingués se sont crus autorisés à nier des cas fort probants, observés dans ces conditions. Le malade profondément anesthésié ne présentera ni le cri initial, ni la perte de connaissance, ni même les convulsions que nous avons toujours vues manquer chez les animaux chloralisés. La pâleur subite, existant déjà par le fait du chloroforme, pourra faire défaut. Cependant, c'est ce symptôme qui a donné l'éveil dans le cas de M. Trélat.

L'examen des yeux offrirait un moyen plus sûr de diagnostic. M. Perrin (1), dans ses remarquables recherches sur l'anesthésie, simplement confirmées par MM. Budin et Coyne(2), dans leurs expériences sur les animaux, M. Perrin, dis-je, a montré que la pupille était très-resserrée sur l'individu anesthésié. Or, l'entrée de l'air, comme toutes les autres

(1) Perrin et Lallemand. Traité d'anesthésie chirurgicale, p. 128 et suiv.
(2) Budin et Coyne. Arch. de physiologie, 1871, p. 61.

causes d'arrêt circulatoire, déterminera un phénomène inverse : la dilatation pupillaire. Cette dilatation, survenant brusquement dans le cours d'une opération, sera donc un signe très-important.

Mais, comme l'état de la pupille est variable avec le degré de l'anesthésie, comme l'examen de l'œil est quelquefois difficile ou minutieux, nous croyons devoir attacher plus d'importance aux phénomènes locaux cardiaques, les seuls, du reste, qui soient pathognomoniques.

Les phénomènes locaux sont : 1° le bruit d'entrée de l'air, sifflement, glouglou, etc., bruit vraiment caractéristique ; 2° la présence, dans un point de la plaie, de bulles d'air se brassant avec le sang, soit qu'il y ait aspiration à travers une couche liquide, soit qu'il y ait reflux, au moment de l'expiration, d'une petite quantité de sang spumeux.

Donc, on devra toujours, dans toute opération faite dans la zone dangereuse, surveiller l'état du cœur et du pouls. Si le pouls disparaît, ou seulement s'affaiblit, qu'il y ait eu ou non sifflement préalable, on doit être averti et immédiatement ausculter le cœur ; si ses contractions sont accélérées, si elles s'accompagnent d'un souffle hydroaérique intense ; qu'on perçoive ou non, à la palpation, une sorte de bouillonnement, de thrill, signalé encore par Erichsen, on doit agir, et agir immédiatement.

Mais comment ? Telle est la question qu'il nous reste à résoudre.

Une foule de moyens ont été successivement proposés ; discutons-les successivement, sans établir, comme Erichsen, une classification complètement inutile. Nous n'indiquerons la trachéotomie, la saignée de l'artère temporale proposée, par Warren que pour les proscrire comme des moyens absurdes.

Nous ne parlerons pas des affusions froides, des frictions,

de la respiration artificielle bouche à bouche, de la titillation du nez, etc., et autres moyens classiques, quoique plus ou moins légitimes ; car ils n'ont, dans ce genre de syncope, aucune utilité constatée. Nous ne discuterons pas non plus la compression de l'aorte proposée par Mercier pour faire refluer le sang vers le cerveau, car le sang, ne circulant plus ou peu, ne saurait refluer. Nous avons vu, du reste, que la mort n'était pas due à l'arrêt des fonctions cérébrales ; il n'y a donc qu'une utilité accessoire à faciliter ces fonctions.

Cinq moyens ont eu surtout des partisans, et ont eu ou cru avoir des succès :

1° Occlusion de la plaie veineuse ; 2° la compression brusque du thorax ; 3° l'électrisation du pneumogastrique ; 4° l'aspiration ; 5° la saignée ; et nous en discuterons un sixième, non moins important, les inhalations d'oxygène.

1° *Occlusion de la plaie veineuse.* Il paraît évident que la première indication est de fermer la veine : cependant l'exp. 50, observée par MM. Amussat et Bouillaud, et où l'on voit les accidents se reproduire chaque fois qu'on ferme la veine, et quelques autres, donnent des doutes ; et, si on réfléchit que cette plaie, quand elle reste ouverte longtemps, ce qui est rare chez l'homme, met les veines et le cœur en rapport avec la pression extérieure moindre ; qu'elle permet au sang spumeux de refluer en partie, grâce à l'insuffisance tricuspide, comme aux observations 9 et 56, on est porté à dire avec Blandin : « La plaie veineuse doit être fermée, si on la retrouve immédiatement après la pénétration. Plus longtemps après, les accidents étant établis, il vaux mieux la laisser ouverte. »

Théoriquement, nous conseillerions de fermer la veine à l'inspiration, de l'ouvrir à l'expiration : mais il faut avouer que l'indication est difficile à remplir.

2° *La compression brusque du thorax et de l'abdomen,* pendant l'expiration, a été proposée par Amussat, soutenue par Blandin, Mayor, etc.

Mais il n'est pas prouvé que la guérison, attribuée par Amussat, dans un cas de sa pratique, à l'emploi de ce moyen, ne fût pas survenue sans compression. Ce procédé a été longuement expérimenté sur les animaux, par M. Bouillaud et même par Amussat, *sans résultats probants*. Sans nier que ce moyen ne puisse aider au brassage de l'air dans une plus grande quantité de sang, on doit reconnaître qu'il est complètement insuffisant.

3° M. Oré a employé *l'électrisation du pneumogastrique*, plus ou moins localisée, ou l'électrisation, un pôle dans la bouche et un autre sur la poitrine. Cette électrisation doit agir à la façon de la compression du thorax, en rendant plus profonds, plus complets, les mouvements respiratoires. Son utilité n'a pas été non plus rigoureusement démontrée, et elle ne saurait être qu'accessoire.

4° L'*aspiration directe*, proposée par Magendie, employée par Amussat, est un moyen plus sûr, malheureusement peu pratique. Il est bien prouvé que, si on enfonce par une veine vers l'oreillette, une sonde élastique ou métallique et qu'on aspire du sang spumeux, on voit les accidents cesser, et même les contractions du cœur se ranimer. Malheureusement l'aspiration directe à travers les parois veineuses très-lâches, n'est pas possible ; il faut introduire une sonde jusqu'à l'oreillette et procéder à une série de manœuvres peu praticables.

Laissons la parole à l'illustre Velpeau :

« L'aspiration, proposée par M. Magendie, ne promet aucun succès, outre qu'elle a quelque chose d'effrayant. Et comment l'appliquer ? Quand on s'aperçoit de l'accident, le malade est déjà mort. Où trouver la veine ouverte ? Pour en découvrir une autre, il faut du temps, demander, introduire

le tube ; avant qu'on eût fini, l'individu aurait cessé de vivre. »
Ajoutons, de plus, que la sonde peut entraîner des accidents, des
phlébites consécutives ; et même, si elle est mal appliquée,
elle peut produire l'entrée d'une nouvelle quantité d'air.

5° *Reste un dernier moyen curatif, la saignée.* Depuis Nysten,
qui fit, pour prouver son efficacité, toute une série d'expériences, elle a eté employée toujours avec succès, comme le
prouvent les observations 23, 25, 28, etc., par Marchal, Bouley, Segalas, MM. Bouillaud, Vulpian, etc., et sur l'homme,
par Willis.

Non-seulement elle fait cesser les accidents généraux, mais
elle agit directement sur le trouble cardiaque ; elle peut même
ranimer les contractions du cœur déjà arrêtées, comme le
montrent les observations 23, 24, et les faits de M. Vulpian ;
elle peut être faite sur une veine éloignée, au coude, à l'encéphale, et ne donner issue qu'à du sang pur ou à du sang
mêlé d'une minime partie de l'air injecté comme aux observations 24, 26 et 27.

La saignée n'agit pas, en effet, en évacuant l'air ; elle agit,
dans ce cas, comme dans d'autres cas d'insuffisance tricuspide par distension cardiaque et excès de tension veineuse,
en vidant plus ou moins le système veineux par dérivation.
La différence des pressions intra et extra-veineuse diminuant
avec la quantité de sang veineux, la distension consécutive
des cavités droites diminue aussi ; les contractions ayant à
vaincre une résistance moindre, deviennent plus complètes,
l'insuffisance tricuspide moins marquée, l'ondée pulmonaire
plus volumineuse, et l'animal ou l'homme est rétabli avant
même, nous l'avons vu, que la distension ait cessé complètement, et que l'air soit en entier disparu.

La théorie comme l'expérience prouvent l'efficacité de la
saignée, éloignée ou rapprochée du cœur. Si j'ajoute que c'est
le seul moyen pratique, le seul applicable en quelques se-

condes, on concevra que je recommande la saignée comme la seule thérapeutique efficace, surtout dans les cas graves où le pouls est d'emblée complètement supprimé.

On saignera une veine du coude ; car, après les expériences de M. Vulpian sur les veines encéphaliques, l'efficacité de la saignée éloignée ne saurait être contestée. Au lieu d'opérer au pli du coude, on pourra, si on le préfère, saigner la jugulaire externe : la plaie sera faite assez haut, en dehors du pouls veineux ; mais il n'est pas établi que cette saignée rapprochée sont bien supérieure comme effet àcelle du pli du coude.

On agira immédiatement dès que les signes cardiaques de l'entrée de l'air, affaiblissement du pouls, souffle hydro-aérique, auront été constatés. Peu importe une perte de sang tout au plus inutile, en présence d'un danger parfois considérable ; mais aurait-on tardé plusieurs minutes, la mort paraissant déjà complète, qu'il faudrait encore saigner, puisqu'on a prouvé expérimentalement que la saignée pouvait même ranimer les contractions cardiaques. On ne doit pas s'étonner cependant que ce moyen, employé cinq minutes après la mort complète, comme dans le cas de Durand-Fardel, n'ait pas donné de résultat.

La saignée n'est pas seulement indiquée après l'entrée de l'air dans les veines : elle doit être employée aussi après les décompressions brusques suivies d'accidents immédiats. Dans ces cas, en effet, nous l'avons vu, il y a dégagement de gaz abondants et surtout d'azote ; les bulles arrivant dans les veines à travers les capillaires et les bulles primitivement veineuses, s'accumulent dans les cavités droites, les distendent plus ou moins brusquement, exactement comme l'air aspiré à travers une plaie veineuse. Le trouble cardiaque étant le même dans ses causes et son mécanisme, le même moyen thérapeutique doit être employé; donc, dès que des accidents syncopaux, des accidents de paralysie généralisée surviendront après les décompressions, ou mieux, dès que le pouls s'affaiblira, s'il y a au cœur un gargouillement, un souffle hydro-aérique, saigner immédiatement pour diminuer la distension.

M. P. Bert a employé avec succès contre les accidents cardiaques de la décompression un autre moyen therapeutique.

Nous ne parlons pas de la recompression, procédé **peu** pratique, trop lent et qui, du reste, ne peut avoir qu'une influence peu considérable sur les accidents cardiaques.

Nous voulons parler des *inhalations d'oxygène*.

« Les bulles de gaz, écrit M. P. Bert, s'emmagasinent dans le cœur droit et les capillaires pulmonaires; elles restent là sans se dissoudre, parce que le sang est saturé d'azote; sans se diffuser, parce que l'air des alvéoles du poumon contient plus des quatre cinquièmes d'azote... J'ai fait respirer de l'oxygène à des chiens dont le cœur faisait entendre un bruit très-fort de gargouillement, dont la veine jugulaire, mise à nu, se montrait gonflée par les gaz. J'ai vu très-rapidement alors les bulles de gaz de la jugulaire diminuer de volume et disparaître, les bruits du cœur redevenir normaux ainsi que la respiration. »

L'explication de cette action thérapeutique nous paraît devoir être encore plus limitée; nous avons prouvé que les bulles gazeuses ne s'emmagasinaient point dans les capillaires pulmonaires, mais seulement dans le cœur droit, l'oxygène ne peut donc agir en facilitant directement leur exosmose vers les alvéoles pulmonaires. Après l'entrée de l'air, comme après les décompressions, un gaz, constitué en très-grande partie d'azote, s'accumule dans les cavités droites, et il ne passe à l'état libre dans le poumon qu'en quantités très-petites, sinon nulles. Mais il disparaît peu à peu, assez lentement, *en se dissolvant* dans le sang du cœur droit.

L'oxygène n'agira pas directement sur les gaz cardiaques; mais il rendra leur dissolution plus facile, plus rapide; le sang qui vient du cœur droit saturé d'azote, s'il trouve dans le poumon une atmosphère très-oxygénée, laissera s'exosmoser une grande quantité de son azote; et, revenant à travers les capillaires généraux dans le cœur droit, il dissoudra une quantité d'autant plus grande de cet azote accumulé dans le tissu caverneux du ventricule, qu'il aura traversé dans le poumon une atmosphère plus oxygénée.

La respiration oxygénée, moyen indirect, chimique, ne saurait donc agir que si le sang circule; conséquemment elle ne saurait avoir aucune action dans ces cas tels que les observations 31 d'entrée de l'air, 62 de décompression, où le cœur a été brusquement distendu, le pouls et la circulation d'*emblée* supprimés, et la mort presque instantanée. Au contraire, toutes les fois que le cœur droit est seulement à demi rempli par le gaz, toutes les fois que l'ondée pulmonaire est seulement diminuée, en un mot, dans tous les cas soit d'entrée de l'air, soit de décompression où les accidents cardiaques, la distension ont une marche progressive ou sont moins considérables, la respiration oxygénée paraît devoir être employée. Dans les cas d'entrée de l'air comme après la décompression, la distension du cœur droit est produite par le même gaz, l'azote : la respiration oxygénée, moyen chimique comme la saignée moyen mécanique, sera donc indiquée dans les deux ordres de faits, quoique son utilité ait été démontrée, et étudiée seulement après les décompressions.

La respiration oxygénée doit être aussi la meilleure et la seule thérapeutique des gaz intravasculaires artériels, au

moins de ceux qui sont constitués en grande partie d'azote.
Elle facilite leur dissolution dans le sang et fait cesser plus
vite la gêne circulatoire. Mais il est évident que cette respiration oxygéné ne saurait avoir aucune action sur la nécrobiose déjà produite des éléments nerveux.

En résumé, dans toutes les opérations graves portant sur
la zône dangereuse, on devra avoir, préparé d'avance, de
l'oxygène ; si l'entrée de l'air est constatée, on devra saigner
immédiatement, saigner dans tous les cas, à moins que le
pouls ne reste assez fort ; puis l'on fera respirer de l'oxygène
tant qu'il restera au cœur un gargouillement.

Ces deux moyens thérapeutiques employés à temps nous
paraissent suffisants pour empêcher les accidents de distension cardiaque, soit après l'entrée de l'air, soit après
les décompressions ; ou mieux pour les empêcher de devenir
mortels.

On ne doit pas, en effet, exagérer, comme on le fait généralement la rapidité des accidents par entrée de l'air.

« Quelle ne fut pas notre surprise, écrit M. Bouillaud
dans son remarquable rapport, auquel nous avons tant em-
prunté, quelle ne fut pas notre surprise, et, si j'ose dire,
notre désappointement, quand nous vîmes la plupart des
chiens aspirer l'air à longs traits, non-seulement sans mourir, mais même sans éprouver d'accidents graves. »

On sait que les troubles dûs à l'entrée de l'air sont encore
plus lents, moins graves chez le cheval, si peu marqués, que
quelques expérimentateurs, (1) oubliant les expériences
d'Amussat et de M. Bouillaud, se sont crûs autorisés à
nier leur possibilité.

Ces accidents sont bien plus rapides chez l'homme, dont
le cœur, nous l'avons vu, est plus dilatable, dont les organes

(1) Rey. Gazette medicale de Lyon 1861.

sont beaucoup plus dépendants et le cerveau plus sensible.

Mais même dans cet organisme plus complexe, après l'entrée de l'air, l'arrêt des coordinateurs centraux, cœur et cerveau, n'est pas instantané; les convulsions, dans les cas où elles ont existé, sont survenues un temps marqué après le sifflement, c'est-à-dire au moins 20 à 30 secondes; l'arrêt du cœur dans tous les cas que nous avons étudiés n'a pas été noté; mais l'arrêt respiratoire plus facile à constater a tardé une minute au moins, et dans la plupart des cas trois minutes et plus. Or, nous l'avons prouvé, l'arrêt cardiaque, phénomène ultime, survient après l'arrêt respiratoire et, nous l'avons prouvé aussi, même après l'arrêt du cœur, après ce trouble fonctionnel qu'on est convenu de regarder comme une preuve de la mort complète, irrémédiable; la saignée en changeant les conditions mécaniques de la contraction cardiaque, peut faire cesser les accidents et ramener à la vie cet animal dont le cœur comme le cerveau avaient cessé de fonctionner.

Le chirurgien a donc toujours le temps d'agir, pourvu qu'il observe les accidents.

Et l'entrée de l'air produit des troubles non-seulement moins rapides, mais aussi moins graves dans la plupart des cas qu'on ne l'admet généralement.

Nous avons cité dans les trois premières séries d'accidents d'entrée de l'air, non mortels, un grand nombre de faits chirurgicaux bien constatés : il nous paraît probable que l'entrée chirurgicale de l'air, dans le plus grand nombre de cas, n'est pas un accident mortel; seulement ce n'est là qu'une probabilité, car bien des faits de ce genre ont dû passer inaperçus et rendent impossible une appréciation exacte.

Pour que la mort se produise, l'air doit exister dans les veines en assez grande quantité : cette quantité, évaluée à

4 litres pour le cheval, à 140 ou 150 c.c. pour un chien de 10 à 15 k⁰ˢ, doit être pour l'homme assez considérable; aussi croyons-nous, avec MM. Oré et Jullien, qu'on ne doit dans la transfusion du sang attacher aucune importance à la pénétration possible d'une quantité d'air toujours très-petite avec les appareils actuels; et, pour l'éviter, compliquer ces appareils aux dépens d'autres précautions.

De même, nous l'avons vu, les gaz artériels ne produisent d'accidents paralytiques que s'ils sont très-abondants; injectés ou dégagés en petite quantité, ils n'entraînent aucun trouble appréciable.

En résumé, les gaz libres artériels ou veineux ne sont nuisibles que s'ils existent en assez grande quantité, et mortels que si leur abonnance est considérable; et même, dans ces derniers cas, les accidents cesseraient bientôt si les moyens thérapeutiques que nous avons étudiés étaient employés à propos.

CONCLUSIONS.

Première partie. Discussion des théories antérieures.

a. L'air, pénétrant dans les veines *ne tue pas pas le cerveau* : il n'arrive pas aux artères vertébrales, et, s'il y arrivait, les phénomènes seraient inverses de ceux observés.

b. L'air *ne paralyse pas* le *cœur droit* : mécaniquement comme chimiquement, il excite, accélère ses contractions, et le cœur s'arrête le dernier après les muscles volontaires et respiratoires.

c. L'arrêt circulatoire n'est pas dû à *l'obstruction des capillaires pulmonaires*; les gaz produisent un ralentissement et non un arrêt complet : physiologiquement cette théorie rend

incompréhensible le mode de distension, les tracés kymographiques, l'action curative de la saignée; à l'autopsie, l'air,
dans quelques cas, n'arrive même pas aux capillaires pulmonaires; il ne saurait donc les obstruer.

Deuxième partie. Symptomatologie.

Quatre périodes et quatre séries de cas d'entrées de l'air,
suivant que les accidents symptomatologiques sont mortels
ou bornés à une, deux, trois premières périodes; la marche
est toujours la même, constante, nécessaire, comme le prouve
le schéma planche III, et les tracés.

Première période : *Diminution de l'ondée aortique*, accélération cardiaque, tracé I, BC.

Deuxième période : *Chute de la tension plus considérable :*
accélération respiratoire, syncope avec chute, cri, pâleur, etc.,
tracé III, BCDY.

Troisième période : *Ondée aortique nulle ou à peu près*,
contracture des muscles striés et lisses, convulsions et évacuations par anémie cérébrale ; puis anémie bulbaire et respiration rare, apoplectique, tracé IV, BCDEX.

Quatrième période : *Tension nulle*, mort du cerveau, puis
arrêt respiratoire, en dernier lieu arrêt cardiaque, tracés V, VI,
BCDEF.

Tous les troubles généraux sont dûs à la diminution ou à
l'arrêt de l'ondée aortique, trouble primitif et constant ; ils
n'ont rien de spécial à l'entrée de l'air, *ce sont les symptômes
de l'arrêt circulatoire.*

Troisième partie. Déductions théoriques, thérapeutiques.

L'air arrête l'ondée pulmonaire par un trouble de la mécanique cardiaque; arrivant au cœur droit lentement ou
brusquement, *il s'y accumule*; gaz élastique et non liquide
incompressible, il *distend* les parois du ventricule en vertu

de la différence des pressions intra et extra veineuses. De la *distension* dépendent tous les troubles consécutifs.

1° La force de contraction restant la même et la résistance augmentant avec la surface des parois droites distendues, les contractions auriculo-ventriculaires normalement incomplètes le deviennent davantage surtout dans l'oreillette.

2° Ces parois se contractent sur un gaz et non sur un liquide ; elles le compriment, au lieu de le pousser : deuxième cause d'affaiblissement de l'ondée.

3° Les orifices sont largement béants ; l'oreillette fait refluer le sang dans les veines caves ; et *surtout le ventricule chasse l'air jusque dans les veines crurales, encéphaliques*, par des ondées inverses volumineuses.

L'air dans les veines produit la mort par une sorte *d'asystolie aiguë due à la distension des cavités droites, avec insuffisance tricuspide telle que l'ondée pulmonaire peut être d'emblée supprimée.*

Les gaz artériels ou intra vasculaires, produits par les efforts respiratoires ? par les fermentations putrides ? les gangrènes, et surtout par les variations de pression, ralentissent la circulation capillaire : d'où, 1° anémie cérébrale, convulsions, ralentissement du cœur, augmentation de la tension et excitation du grand sympathique ; 2° plus tardivement, paralysie ou mort, *foyers de nécrobiose médullaire.*

Les gaz dans les veines tuent immédiatement par le cœur, par le système circulatoire ; les gaz dans les artères tuent lentement par le système nerveux.

Moyens thérapeutiques : l'un, mécanique, la saignée ; l'autre, chimique, les inhalations d'oxygène.

TABLE DES MATIÈRES.

Paris. A. Parent, imprimeur de la Faculté de Médecine, rue St-le-Prince. 31.

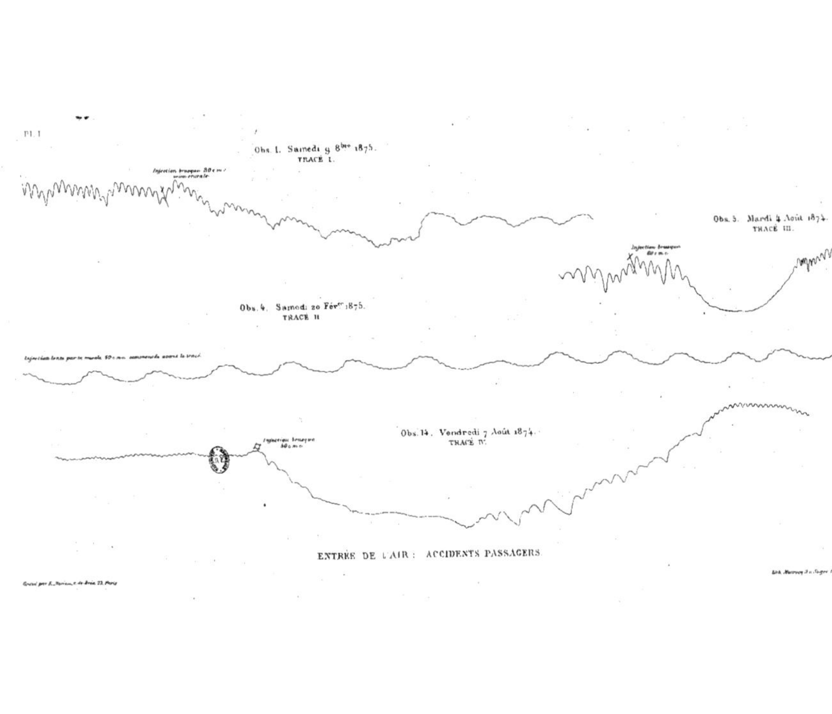

PL. I
Obs. 1. Samedi 9 8bre 1875.
TRACÉ I.
Injection brusque 50 c.m.c.
sous clavale
Obs. 3. Mardi 4 Août 1874.
TRACÉ III.
Injection brusque
50 c.m.c.
Obs. 4. Samedi 20 Févr. 1875.
TRACÉ II
Injection lente par le muscle 50 c.m.c. commencée avant le tracé.
Obs. 14. Vendredi 7 Août 1874.
TRACÉ IV.
Injection brusque
50 c.m.c.
ENTRÉE DE L'AIR : ACCIDENTS PASSAGERS

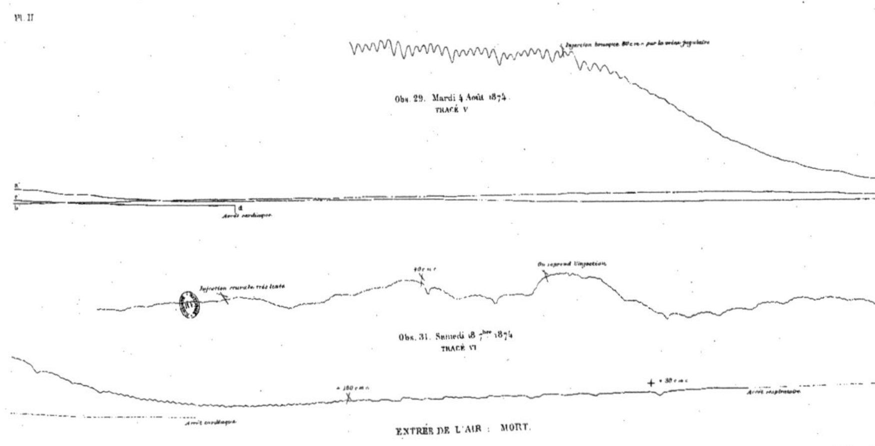

Injection brusque 80 c.c. par la veine jugulaire
Obs. 29. Mardi 4 Août 1874.
TRACÉ V
Arrêt cardiaque.
Injection crurale très lente
Obs. 31. Samedi 18 7bre 1874
TRACÉ VI
On reprend l'injection
Arrêt cardiaque.
Arrêt respiratoire.
ENTRÉE DE L'AIR : MORT.

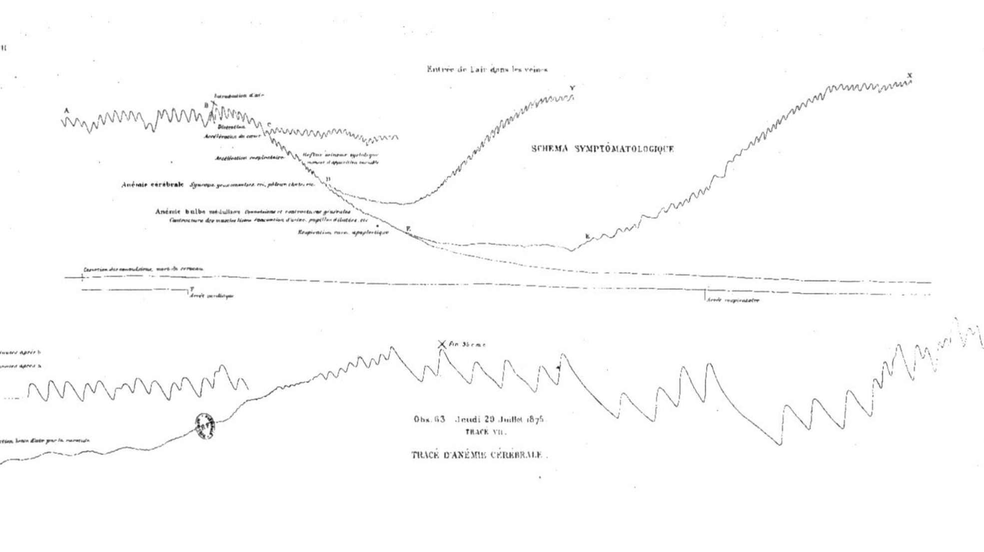
Entrée de L'air dans les veines
Introduction d'air
A
B
Distention
Accélération du cœur
C
Accélération respiratoire
Reflux veineux systolique, arrêt et apparition variable
Anémie cérébrale Syncope, yeux convulsés, etc., pâleur, chute, etc.
Anémie bulbo médullaire Convulsions et contractures générales
Contracture des muscles lisses évacuation d'urine, pupilles dilatées, etc.
Respiration rare, apoplectique
D
E
F
Y
X
SCHEMA SYMPTOMATOLOGIQUE
Cessation des convulsions, mort du cerveau
Arrêt cardiaque
Arrêt respiratoire
3 minutes après b
5 minutes après a
Injection lente d'eau par la carotide
X Fin 3ème
a
Obs. 63   Jeudi 29 Juillet 1875.
TRACÉ VII.
TRACÉ D'ANÉMIE CÉRÉBRALE.

G. MASSON, LIBRAIRE DE L'ACADÉMIE DE MÉDECINE
PLACE DE L'ÉCOLE-DE-MÉDECINE, A PARIS.

REVUE

DES

SCIENCES MÉDICALES

EN FRANCE ET A L'ÉTRANGER

Recueil trimestriel, analytique, critique et bibliographique

PUBLIÉE SOUS LA DIRECTION

DE M. G. HAYEM

Agrégé à la Faculté de médecine de Paris, médecin des hôpitaux.

La médecine tend chaque jour davantage à se constituer à l'état de science proprement dite. En s'appuyant sur les diverses branches de la biologie qui sont, à notre époque, en voie d'évolution continue, elle prend peu à peu une forme nouvelle et subit une sorte de rénovation.

Depuis quelques années surtout, les procédés scientifiques, de plus en plus nombreux, viennent s'installer avec tant d'obstination au lit du malade, que les générations récentes reçoivent forcément une éducation médicale plus méthodiquement scientifique qu'autrefois.

Aussi les médecins comprennent-ils chaque jour plus clairement l'importance de l'étude des sciences.

L'Allemagne et l'Angleterre possèdent depuis longtemps des recueils qui résument chaque mois, chaque trimestre ou chaque année, les connaissances acquises dans les diverses branches des sciences médicales.

La France seule n'a pas d'organe spécial exclusivement consacré à rechercher et à enregistrer cette quantité immense de matériaux, dont la plupart restent ainsi perdus pour bien des travailleurs.

La *Revue des Sciences médicales* est fondée pour combler cette lacune.

M. G. HAYEM, professeur agrégé de la Faculté de Médecine de Paris, et médecin des hôpitaux, en dirige la publication, pour laquelle il s'est assuré le concours d'un grand nombre de collaborateurs distingués.

Cette revue tient compte de tout ce qui est publié en France et à l'étranger, dans le domaine des sciences médicales : anatomie, physiologie, chimie médicale, thérapeutique, hygiène, pathologie interne et clinique médicale, obstétrique et maladies des femmes, maladies des enfants, maladies de la peau et syphilis, alcoolisme et médecine mentale, médecine légale et toxicologie, pathologie externe et clinique chirurgicale; médecine opératoire, ophthalmologie et ontologie, pathologie générale.

Les travaux les plus importants y sont l'objet d'analyses critiques, dont l'ensemble présentera un tableau exact et complet des progrès accomplis.

Les autres, moins originaux ou pouvant être résumés brièvement, sont également signalés, soit à titre de *travaux à consulter*, soit comme renseignements bibliographiques.

Tous prennent place dans une table systématique et analytique qui est publiée chaque année, de façon que chacun, au moment d'aborder l'étude d'un sujet nouveau, trouve dans notre Revue l'ensemble des renseignements qui lui sont nécessaires.

LA REVUE DES SCIENCES MÉDICALES paraît TOUS LES TROIS MOIS depuis le 15 janvier 1873. Chaque cahier forme un demi-volume de 400 à 500 pages grand in-8 compacte, format et justification du DICTIONNAIRE ENCYCLOPÉDIQUE DES SCIENCES MÉDICALES.

Prix de l'abonnement annuel : Paris,   **30** fr.
—   Départements, **33** fr.

Paris. — A PARENT, imp. de la Faculté de Médecine, rue M.-le-Prince, 31.